U0256780

为健康"**骨**"劲

骨科120丛书

总顾问 刘昌胜 张英泽 戴尅戎
总主编 苏佳灿

保膝
120问

主编 ◎ 朱俊峰 彭建平 王鹏

上海大学出版社

图书在版编目(CIP)数据

保膝120问 / 朱俊峰,彭建平,王鹏主编.--上海：
上海大学出版社,2024.7.--（为健康"骨"劲 / 苏
佳灿总主编）.-- ISBN 978-7-5671-5032-4

Ⅰ.R684-44

中国国家版本馆 CIP 数据核字第 2024Y5P740 号

责任编辑　陈　露
助理编辑　张淑娜
封面设计　缪炎栩
技术编辑　金　鑫　钱宇坤

为健康"骨"劲

保膝 120 问

朱俊峰　彭建平　王　鹏　主编

上海大学出版社出版发行

（上海市上大路 99 号　邮政编码 200444）

（https://www.shupress.cn　发行热线 021-66135112）

出版人　戴骏豪

*

南京展望文化发展有限公司排版

上海颙辉印刷厂有限公司印刷　各地新华书店经销

开本 890mm×1240mm　1/32　印张 3.75　字数 75 千

2024 年 8 月第 1 版　2024 年 8 月第 1 次印刷

ISBN 978-7-5671-5032-4/R·71　定价　58.00 元

本书编委会

主　编　朱俊峰　彭建平　王鹏

编　委　(按姓氏笔画排序)

王　坤(常州源自在康复诊所)

王　鹏(上海交通大学医学院附属新华医院)

王　锴(上海交通大学医学院附属新华医院)

王竹敏(上海交通大学医学院附属新华医院)

宁仁德(安徽医科大学第三附属医院)

朱俊峰(上海交通大学医学院附属新华医院)

李　扬(上海交通大学医学院附属新华医院)

肖　飞(上海交通大学医学院附属新华医院)

张振雨(河南省濮阳市人民医院)

胡明雪(常州源自在康复诊所)

陶　崑(浙江省宁波市第六人民医院)

龚宇蓉(上海交通大学医学院附属新华医院)

崔一民(上海交通大学医学院附属新华医院)

彭建平(上海交通大学医学院附属新华医院)

序言

"岁寒,然后知松柏之后凋也。"意为一个人的节操与品行,只有在困境中才能显现。而我等从医者,正是立志守护人身之"松柏"——强健的骨骼。

骨为身之干,支撑起生命的屹立不倒。然世间疾病千奇百怪,骨疾尤为凶险。有如暗夜突袭的骨折创伤,似无声蚕食的骨质疏松,或如幽灵般游走的骨肿瘤……无不考验着骨科医者的智慧与经验。

本丛书以"强骨"为宗旨,撷取骨科领域精华,解答患者关切。自创伤骨科到关节外科,从脊柱到四肢,举凡骨科疑难疑点,图文并茂,一一道来。寓医理于浅言,蕴经验于问答。言简意赅却包罗万象,通俗晓畅而雅俗共赏。

本丛书共21个分册,涵盖骨科所有常见疾病,是目前国内最系统、最全面的骨科疾病科普系列丛书。从骨折、骨不连等常见创伤,到骨性关节炎、骨质疏松等慢性病,从关节镜微创技术到修复重建难题,从骨科护理常识到康复指导,可谓全方位、多角度、立体化地解答骨科常见疾病诊疗问题。120问的内容设计,聚焦读者最迫切的疑惑,直击骨科就诊最本质的需求,力求读者短时间内获取最实用的知识。这是一系列服务骨科医患共同的工具书,更是一座沟通医患的桥梁。

"岁月不居,时节如流。"随着人口老龄化加剧,骨科疾病频发。提高全民骨健康意识,普及骨科养生保健知识,已刻不容缓。我们坚信,树立正确观念,传播科学知识,能唤起公众对骨骼健康的关注,进而主动规避骨病风险。这正是本丛书的价值所在,亦是编写初衷。

让我们携手共筑健康之骨,守望生命之本,用"仁心仁术"抒写"岁寒不凋"的医者丰碑,用执着坚守诠释"松柏常青"的"仁爱仁医"。

"博观而约取,厚积而薄发",愿本丛书成为广大读者的良师益友,为患者带去希望,为医者增添助力。让我们共同守护人体这座最宏伟的"建筑",让健康的骨骼撑起每一个生命的风帆,乘风破浪,奋勇前行!

总主编 苏佳灿

2024 年 7 月

前 言

膝关节作为人体最大的关节,承载着支撑体重、维持运动功能的重要任务。然而,由于年龄、外伤、劳损等多种因素的影响,膝关节疾病成为许多人面临的健康问题。膝关节骨性关节炎、膝关节损伤、膝关节畸形等疾病不仅给患者带来身体上的痛苦,还可能导致生活质量下降,甚至影响心理健康。因此,了解膝关节疾病的防治知识,对于维护我们的健康具有重要意义。

本书以问答的形式,从膝关节的解剖结构、生理功能入手,详细阐述了膝关节疾病的发病机制、临床表现和诊断方法。我们特别关注了膝关节骨性关节炎、膝关节损伤等常见疾病的诊疗进展,介绍了多种有效的治疗方法和康复手段。同时,我们还强调了膝关节疾病的预防与保健,提醒读者在日常生活中关注膝关节的健康,避免不良姿势和过度劳损。

在编写过程中,我们力求保持内容的科学性和准确性,同时注重实用性和可读性。我们参考了大量的医学文献,在丰富的临床实践经验的基础上,力求为读者提供最新、最全面的诊疗信息。同时,我们也注重语言的通俗易懂,力求每一位读者都能轻松理解本书的内容。

　　当然,医学是一门不断发展的学科,膝关节疾病的诊疗技术也在不断进步。我们深知本书所涵盖的内容可能无法穷尽膝关节疾病的诊疗知识,但我们希望它能成为读者了解膝关节疾病、寻求治疗方案的得力助手。同时,我们也期待读者在阅读过程中提出宝贵的意见和建议,以便我们不断完善和更新本书的内容。

　　最后,我们要感谢所有为本书编写付出辛勤努力的同仁们,感谢他们为传播医学知识、提高人们健康水平所做的贡献。同时,愿本书能成为读者了解膝关节疾病、维护膝关节健康的良师益友,为健康生活保驾护航。

编　者

2024 年 5 月

目 录

第四篇　膝关节疾病的手术治疗

第五篇 围术期管理

第一篇
膝关节基本知识

1 膝关节包括哪些骨头?

膝关节包括胫股关节和髌股关节,股骨远端与胫、腓骨近端和髌骨共同构成我们的膝关节。股骨是人体最长的管状骨,其下端与髌骨和胫骨上端共同构成膝关节,主要用于支撑全身体重。胫骨是小腿内侧的长骨,向两侧突出成为内侧和外侧胫骨平台。

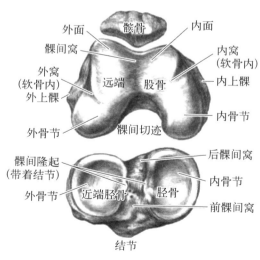

膝关节骨骼组成

髌骨位于膝关节前面部位,有助于保护膝关节,还能够增强股四头肌的力量,维持膝关节的稳定状态。

2 膝关节有哪些生理功能?

膝关节的主要功能为进行伸直和弯曲运动,伴随内外旋转,

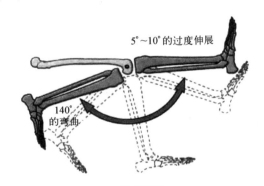

5°~10°的过度伸展

140°
的弯曲

膝关节屈伸

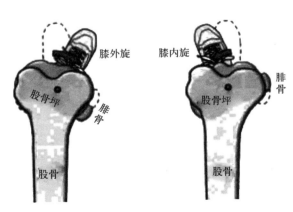

膝外旋

膝内旋

股骨坪

腓骨

股骨

腓骨

股骨坪

股骨

膝关节内外旋

联合髋关节和踝关节,完成行走、跑步和下蹲等日常活动。运动中,屈伸膝关节可以完成对冲击力的吸收,保证力量的有效传递。同时通过内外旋完成迅速的转向,以满足日常生活动作所需。

 膝关节在人体活动时有什么特点?

通过膝关节的屈伸来完成步行及下蹲活动,通过膝关节的内外旋转来完成迅速的转向,以满足日常生活所需。如同"铰链"样的关节,骨面之间缺乏吻合度,因此膝关节可以允许很大的活动,包括三个平面的平移和三个平面的旋转,关节的活动和稳定性由半月板、交叉韧带及关节外肌肉控制。在伸直位时,侧副韧带和交叉韧带均紧张,双侧半月板的前部被整齐地拉伸于胫骨和股骨髁之间,在屈曲开始时,膝关节解锁。

 半月板的功能有哪些?

半月板是人体膝关节的重要组成部分,由纤维软骨组成,内外各一块,其主要功能包括提供稳定性、减缓冲击、润滑关节和保护膝关节,具体如下:

(1)提供膝关节的稳定性:半月板由纤维软骨构成,在膝关节内形成一个相对稳定的结构,有助于防止膝关节过度弯曲或伸展,从而维持膝关节的稳定性。

(2)减缓冲击:在行走、跑步或跳跃等活动中,半月板能够吸收来自地面的冲击力,减轻膝关节的受力,保护膝关节免受损伤。

(3)润滑关节:半月板表面覆盖有一层光滑的物质,可以减少膝关节软骨之间的摩擦,使关节活动更加顺畅,同时也有助于维持关节内的湿润环境。

(4)保护膝关节:半月板可以保护膝关节软骨,防止膝关节受到外界直接的冲击和摩擦,从而避免膝关节软骨的磨损和损伤。

总的来说,半月板是膝关节非常重要的结构之一,其通过提供稳定性、减缓冲击、润滑关节和保护膝关节等功能来维持膝关节的健康和正常运作。然而,在某些情况下,半月板可能会受到损伤或疾病的影响,导致疼痛、肿胀和活动受限等问题。

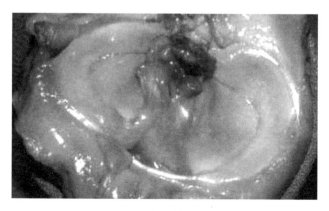

半月板

5 前交叉韧带的功能有哪些?

前交叉韧带是膝关节的重要结构之一,其主要功能包括提供稳定性、参与膝关节的屈伸运动及保护膝关节,具体如下:

(1)提供膝关节的稳定性:它连接股骨和胫骨,维持膝关节的内外平衡,使得膝关节在运动过程中不会发生过度的内外旋或前后移位。在行走、跑步、跳跃等活动中,前交叉韧带都发挥着重要的作用,确保膝关节的稳定性和正常运作。

(2)参与膝关节的屈伸运动:在膝关节屈曲时,前交叉韧带松弛,允许膝关节屈曲;而在膝关节伸展时,前交叉韧带紧张,帮助维持膝关节的伸展状态。

右侧膝关节屈位:前面观

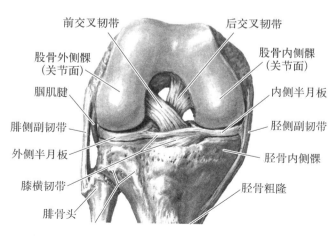

前交叉韧带和后交叉韧带

（3）保护膝关节：它能够吸收来自外界的冲击力，减轻膝关节的受力，从而保护膝关节免受损伤。

然而，在某些情况下，前交叉韧带可能会损伤或断裂。这通常发生在运动过程中，如足球、篮球等高强度运动，或者在日常生活中因意外受伤导致。

总的来说，前交叉韧带是膝关节非常重要的结构之一，它通过提供稳定性、参与膝关节的屈伸运动及保护膝关节等功能来维持膝关节的健康和正常运作。

6 后交叉韧带的功能有哪些？

后交叉韧带是膝关节另一重要的结构，其主要功能包括提供稳定性、限制膝关节的内翻和内旋以保护膝关节，具体如下：

（1）提供膝关节的稳定性：它连接股骨和胫骨，与前交叉韧带一起维持膝关节的内外平衡，防止膝关节发生过度的内外旋或前后移位。在行走、跑步、跳跃等活动中，后交叉韧带都发挥着重要的作用，确保膝关节的稳定性和正常运作。

（2）限制膝关节内翻和内旋：在膝关节屈曲时，后交叉韧带紧张，限制了膝关节的内翻和内旋运动；而在膝关节伸展时，后交叉韧带相对松弛，允许膝关节的正常屈伸运动。

（3）保护膝关节：与前交叉韧带一样，它能够吸收来自外界的冲击力，减轻膝关节的受力，从而保护膝关节免受损伤。

然而,在某些情况下,后交叉韧带可能会损伤或断裂。这通常也发生在高强度运动时,或在日常生活中因意外受伤导致。

总的来说,后交叉韧带是膝关节非常重要的结构之一,它通过提供稳定性、限制膝关节的内翻和内旋及保护膝关节等功能来维持膝关节的健康和正常运作。

7 膝关节软骨有什么作用?

膝关节软骨在关节活动中起重要作用,其主要功能是缓解压力。在压力作用下,软骨被压缩,解除压力后又可伸展,类似于弹性垫的效果,关节软骨像是给骨头穿了一层"保护衣",可以减缓软骨下骨的磨损。膝关节软骨能分泌滑液,起到润滑关节的作用,使膝关节在运动的时候不容易磨损。膝关节软骨具有一定的弹性和韧性,能将作用力均匀分布,使承重面扩大,保护膝关节不易受损。

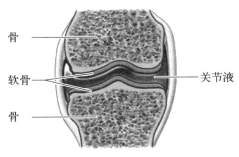

骨

软骨   关节液

骨

膝关节软骨位置

正常膝关节内有液体吗？

正常膝关节内有一定量的液体。膝关节内的液体主要起到润滑关节、减缓冲击和保护膝关节的作用，具体如下：

（1）润滑关节：在膝关节的关节面上，有一层薄薄的关节液，这层液体主要由滑膜分泌，可以减少关节面之间的摩擦，从而保护膝关节。

（2）减缓冲击：在行走、跑步、跳跃等活动中，膝关节会受到来自地面的冲击力。关节液可以起到缓冲作用，减轻膝关节受到的冲击力，从而保护膝关节不受损伤。

（3）保护膝关节：关节液中含有一些营养物质和抗氧化剂，可以滋养关节软骨和滑膜，帮助维持膝关节的健康和正常运作。

因此，在正常情况下，膝关节内有一定量的液体。但是，如果膝关节内的液体过多或者过少，就可能提示存在某种问题。过多的液体可能导致膝关节肿胀、疼痛和活动受限等症状，而过少的液体则可能导致膝关节摩擦和损伤。

 什么是半月板撕裂？

半月板撕裂是膝关节的常见损伤，通常与股骨髁的轴向扭转有关，这种轴向的扭转对半月板进行挤压，使其产生损伤。半月板撕裂大致可分为 5 类：① 纵行撕裂，有单一纵裂和双重纵裂；② 水平撕裂；③ 斜行撕裂；④ 放射状撕裂；⑤ 其他，包括瓣状撕裂、复合撕裂和退变撕裂。内侧半月板较大、较固定，半月板周围紧密附着在内侧副韧带上，因而易遭受损伤。而外侧半月板较小，大小和形态变异大，后半部被腘肌腱和滑囊将其与关节囊分离，故活动度较大，不易遭受损伤。半月板撕裂是膝关节疼痛的常见原因。

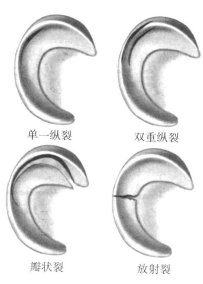

单一纵裂　　　　双重纵裂

瓣状裂　　　　放射裂

半月板撕裂

10 什么是半月板退变？

半月板退变是指半月板受到反复挤压或摩擦后，引起的老化改变。由于膝关节过度负重或活动幅度过大,会出现挤压,可能刺激半月板引起磨损。半月板退变与老龄化和反复慢性损伤有关,组织学表现为黏液样变性,包括糖胺聚糖基质增加、软骨细胞坏死、原纤维分离和微小囊肿形成等。随着病程进展,纤维软骨分离、断裂,沿胶原纤维的方向形成水平状的离断层,形成半月板的退行性改变。如果时间过长,半月板的表面就会出现凹凸不平、水肿等情况,容易导致半月板损伤或撕裂,引起关节的疼痛不适,严重时会导致半月板的弹响和绞索现象发生。

 11 什么是盘状半月板?

盘状半月板又称盘状软骨,是指半月板的形态异常,较正常的半月板大而厚,尤其是在体部呈盘状,因而得名。盘状半月板是相对于正常半月板形态的遗传性变异,主要是胚胎期盘状的半月板组织在结构卷曲过程中出现异常所致。盘状半月板的发病一般认为是先天性疾病,绝大多数发生在外侧,极少发生在内侧。盘状半月板发生撕裂以后,疼痛、伸直受限是其主要表现,也可伴有关节弹响、持续的关节绞索、股四头肌萎缩等。盘状半月板患者发生撕裂以前,多与常人无异,没有任何不适,少数患者可在屈膝等活动时发现膝关节有弹响,多数患者是在膝关节受伤后进行MRI 检查时发现。

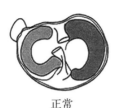 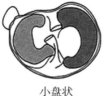 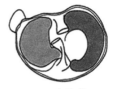

正常　　　　　　　　小盘状　　　　　　　大盘状

盘状半月板

12 膝关节骨性关节炎如何分级?

　　膝关节骨性关节炎的 Kellgren-Lawrence 分级评分系统是膝关节骨性关节炎严重程度的分级方法。根据膝关节 X 线片的表现,从轻到重分为:0 级(正常的膝关节)、1 级、2 级、3 级、4 级(最严重程度的膝关节骨性关节炎)。1 级:有可疑的关节间隙狭窄现象,有可能出现骨赘,较为轻微;2 级:在站立位膝关节 X 线片上明确出现小的骨赘及可能的关节间隙狭窄;3 级:具有中等程度的骨赘,明确的关节间隙狭窄,有些软骨下骨硬化并可能出现膝关节骨性畸形;4 级:出现大量的骨赘,严重的关节间隙狭窄,明显的软骨下骨硬化,并出现明显的膝关节骨性畸形。患者如果关节间隙比较正常,但是有疼痛的症状,持续时间＞1 个月,可以诊断为骨性关节炎,但其分级较低。如果逐渐出现骨质增生、骨赘,同时伴有关节间隙轻度狭窄,蹲下去比较疼痛,爬坡、爬楼梯时很费劲或疼痛,则为中度骨性关节炎。严重的表现为关节间隙明显狭窄,甚至消失,关节活动度明显减少。

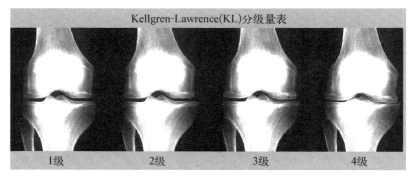

膝关节骨性关节炎的 Kellgren-Lawrence 分级

13 什么是膝外翻?

　　由于近端股骨倾斜角,股骨干向膝关节方向延伸时是略微向内倾斜的,同时近端胫骨关节面是相对水平的,所以膝关节在正面形成一个 170°～175° 的夹角,这种在额状面的正常对位被称为膝外翻;而 ≤165° 的夹角则被称为过度膝外翻,也就是常说的"X型腿"。正常的膝关节,压力是平均分布在关节面上的。而 X 型腿的人,由于膝关节外翻,身体重量就过多集中于膝关节外侧关节面上,同时下肢力线不良,髌骨及股骨之间的摩擦增多,易导致髌骨软化。过度的压力和摩擦力,会导致膝关节外侧软骨面磨损,胫骨平台塌陷,继发骨性关节炎。到年龄大时,就容易出现关节痛,影响正常行走。

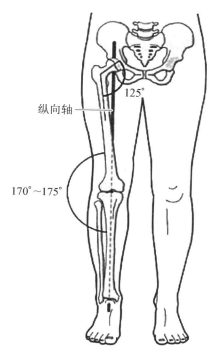

纵向轴——

125°

170°~175°

正常下肢骨骼对线

14 什么是膝内翻?

与膝外翻相反,外侧角超过 180°的情况被称为膝内翻,也就是常说的"O 型腿",以双下肢自然伸直或站立时,两足内踝能相碰而两膝不能靠拢为主要表现的畸形疾病。缺钙和遗传是 O 型腿形成的两个基础因素,但更直接的原因,还是和走姿、站姿、坐姿及一些运动有关。正常的膝关节,压力是平均分布在关节面上的。而 O 型腿的人，由于膝内翻，身体重量就过多集中于膝关节内侧关节面上。过度的压力和摩擦力会导致膝关节内侧软骨面磨损，胫骨平台塌陷，继发骨性关节炎。到年龄大时，就容易出现关节痛，影响正常行走。

膝关节畸形一般通过手术、锻炼、使用夹板和矫正鞋垫等方式来矫正。有骨性畸形的患者，可以通过手术截骨加内固定矫形的方法进行治疗，以恢复正常的肢体力线和外观。

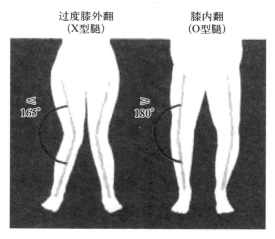

膝内、外翻

15 膝关节骨性关节炎为何大多内侧严重？

从骨性结构来看，因为膝关节外侧角的存在，膝关节内侧半月板受到更多外翻力影响，损伤风险约是外侧半月板的 2 倍。半月板损伤将会加大软骨磨损风险，导致关节炎的发生。另外，随着年龄的增长,多数人会退变为膝内翻,膝关节内侧受到更大的挤压力,关节间隙将会减小,加速关节的退变。因此,膝关节骨性关节炎在内侧会更为严重。

16 什么是膝关节内侧间室关节炎?

膝关节有内侧间室、外侧间室及髌股关节间室。内侧间室的软骨磨损、关节间隙狭窄、骨质增生及软骨下骨硬化和囊性变被称为膝关节内侧间室关节炎。通常会进行 MRI 检查,查看一下韧带、肌腱等关节周围软组织。在关节炎比较严重的时候,建议尽量休息,局部抬高,可以做理疗来缓解,再根据进一步的检查结果,寻找合适的治疗方式。

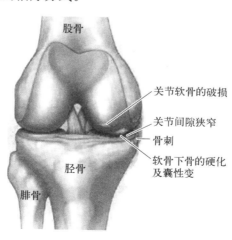

膝关节内侧间室磨损

17 什么是膝关节骨坏死?

膝关节骨坏死是一种严重疾病,是指局部骨梗死,会引起疼痛、活动受限、关节塌陷和终末期的骨性关节炎。膝关节的骨坏死分为三类:膝关节自发性骨坏死、继发性骨坏死和关节镜下骨坏死。膝关节自发性骨坏死通常表现为膝关节内侧疼痛急性发作,并非由外伤诱发;继发性骨坏死更常见于年轻患者,并且与许多疾病和危险因素有关;关节镜下骨坏死是最罕见的骨坏死形式,最常见的是在半月板切除术后。膝关节自发性骨坏死是由于内侧间室的过度负荷导致的,MRI 检查可显示骨髓水肿,并且关节软骨表面也出现过度负荷。这些过度负荷会导致不完全性骨折及快速进展的关节软骨磨损。膝关节自发性骨坏死往往合并有半月板撕裂,患者最初会在膝关节后部感到疼痛,在下蹲擦洗

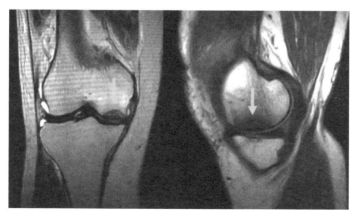

膝关节骨坏死 MRI 图像

地板或者做深度屈膝关节的活动时会感到弹响。随后膝关节内侧开始出现明显的疼痛,这是由于半月板根部丧失功能后,股骨内侧髁骨质和关节面软骨的过度负荷导致的。当存在半月板根部撕裂时,半月板移位突出,造成股骨内侧髁和内侧胫骨平台关节软骨面直接接触,这会导致关节炎的快速进展。

18 膝关节软骨损伤的原因有哪些?

如果日常生活中缺乏锻炼,突然高强度、过度运动就会加重关节负担。走路过度或上下坡、爬山,还会加重髌股关节的压力,髌骨软骨在长时间摩擦之后容易出现问题。膝关节软骨的"三大杀手"包括肥胖、不良姿态及久坐。当我们跪着或蹲着时,膝关节负重是身体重量的 6～8 倍,因此平时一定要注意姿态,尽量避免蹲着或跪着的状态。如果经常久坐不动,会减少关节滑囊的营养传递,膝关节软骨吸收不到营养,就很容易萎缩。

19 什么是膝关节风湿性关节炎?

风湿性关节炎是一种常见的急性或慢性结缔组织炎症。通常所说的风湿性关节炎是风湿热的主要表现之一,下肢的膝关节及踝关节最为常见。临床以关节和肌肉游走性酸楚、红肿、疼痛为特征。急性炎症症状通常持续 2～4 周后消退，关节症状受气候影响较大，在天气转冷或下雨前会出现关节痛。风湿性关节炎在急性期过后不遗留关节变形，这一点与类风湿性关节炎不同。

20 什么是髌股关节炎？

髌股关节炎是膝关节骨性关节炎中一个部位的病理改变。膝关节包括髌股关节、胫股关节，胫股关节有内侧室、外侧室，髌股关节面是膝关节下面的关节面，也是非常容易受累及的关节面。在屈伸膝关节的时候，髌骨是在股骨滑车上，两个关节面之间不断地滑动，会施加一定的压力，包括走路时屈伸关节本身，人体的重力就有非常大的一部分是作用在髌股关节面上。所以，磨损了之后就发生髌股关节炎。治疗上还是要尽早干预，包括减少一些负重拉伸的活动，关节内可以用一些营养剂等。另外，更重要的是增强大腿的力量，大腿力量增强对髌股关节是最好的保护。

21 什么是膝关节滑膜炎？

膝关节滑膜炎是一种无菌性炎症，是由于膝关节扭伤和多种关节内损伤引起的。这种滑膜的功能异常会导致关节液无法正常生成和吸收,膝关节就会产生积液。主要表现为膝关节发软及活动受限,肿胀持续不退,不敢下蹲。活动增多时加重,休息后减轻。在青壮年人群中,多是由于急性创伤和慢性损伤所致;对于老年人,多是由于软骨退变与骨质增生产生的机械性生物化学反应性刺激,继发滑膜水肿、渗出和积液等。对膝关节积液多者或反复出现积液者,可做关节积液检查,它能反映出滑膜炎的性质及其严重性。因此,关节穿刺和滑液检查对膝关节滑膜炎的诊断和鉴别诊断均有重要的参考价值。

22 什么是膝关节骨性关节炎?

膝关节骨性关节炎是指膝关节的局部损伤,炎症和慢性磨损引起的关节面软骨的退变及软骨下骨的反应性骨损伤,导致膝关节出现一系列症状和体征,也就是人们常常听到的骨质增生、长骨刺等,是一种常见的关节退行性病变。膝关节骨性关节炎的患病率与患者的年龄、性别、民族及地理因素有关。现代医学认为,膝关节骨性关节炎是多种因素综合作用的结果,主要因素有软骨基质合成和分解代谢失调、软骨下骨损害使软骨失去缓冲作用、关节内局限性炎症等。膝关节骨性关节炎多发于中老年人,是引起老年人腿疼的主要原因。另外,体重过重、不正确的走路姿势、长时间下蹲、膝关节受寒也是导致膝关节骨性关节炎的原因。多数膝关节骨性关节炎患者初期症状较轻,若不接受治疗,病情会逐渐加重,主要症状有膝关节酸痛、肿胀、弹响等症状。膝关节僵硬、发冷也是膝关节骨性关节炎的症状,以僵硬为主,因劳累、受凉或轻微外伤而加剧,严重者会发生活动受限。

23 导致膝关节骨性关节炎的原因是什么?

导致膝关节骨性关节炎的原因多样,具体如下:

（1）随着年龄增大,关节长期磨损,导致关节软骨发生退行性变,引发老年人的骨性关节炎。

（2）骨性结构的异常,包括膝内翻与外翻畸形、多发性骨骺发育不良等,也会加速膝关节骨性关节炎的发生。

（3）骨折、半月板损伤、韧带损伤等会造成继发性骨性关节炎。

（4）长期过度运动或者从事重体力劳动会导致膝关节骨性关节炎的发生。

（5）自身的肥胖、体重过重及常年居住在潮湿寒冷的环境,易导致膝关节骨性关节炎的发生。

24 什么人容易得膝关节骨性关节炎?

膝关节骨性关节炎即膝骨关节炎,是一种关节的退行性病变。好发人群通常包括中老年人群、超重或肥胖人群、特殊职业人群、有膝关节外伤的人群、有内分泌疾病的人群等。

（1）中老年人群：随着年龄的增长，膝关节软骨组织发生退化，导致软骨细胞保护及组织修复功能下降，可诱发膝关节炎。

（2）超重或肥胖人群：身体过度肥胖会导致膝关节负重，可造成膝关节过度磨损，从而诱发膝关节骨性关节炎。

（3）特殊职业人群：如从事剧烈运动的运动员、舞蹈演员、矿工等，长期剧烈运动或搬重物、蹲位对膝关节压力较大，容易发生损伤，可导致膝关节骨性关节炎的出现。

（4）有膝关节外伤的人群：膝关节周围韧带、关节囊、软骨的损伤会导致膝关节部位出现退变、增生，可引起膝关节骨性关节炎的发生。

（5）有内分泌疾病的人群：如糖尿病、痛风患者，其身体内分泌代谢紊乱，可能会加重骨关节的老化，引起膝关节骨性关节炎的发生。

总之，建议及时到医院就诊，通过相应的检查，确诊后在医生的指导下进行对症治疗。

25 膝关节骨性关节炎有什么症状？

膝关节骨性关节炎一般会出现疼痛、晨僵、关节肿大等症状。

（1）疼痛：疼痛是膝关节骨性关节炎的主要症状。在初期，疼痛一般比较轻微，随着病情的发展，疼痛会逐渐加重。患者可以通过热敷的方式缓解，也可以在医生的指导下服用布洛芬缓释胶囊、双氯芬酸钠缓释片等药物进行治疗。

（2）晨僵：膝关节骨性关节炎在发病时，由于炎症的刺激，会导致关节部位出现僵硬的情况。在晨起时，由于关节内的炎性液体渗出，会导致关节出现僵硬的症状。患者可以通过适当活动的方式缓解，也可以通过按摩的方式促进血液循环，缓解不适症状。

（3）关节肿大：随着病情的发展，由于关节部位出现炎症性的病变，会导致关节肿大，如果病情比较严重，还会导致关节畸形。患者可以通过关节镜进行治疗，也可以通过人工关节置换进行改善。

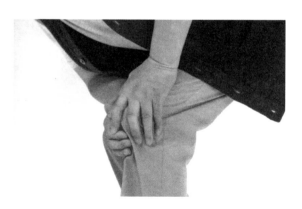

膝关节疼痛影响行走

另外，膝关节骨性关节炎还会出现关节活动受限、关节摩擦感、关节畸形等症状。因此，建议患者及时就医，查明病因后进行对症治疗，以免延误病情。

26 膝关节骨性关节炎能否自愈？

膝关节骨性关节炎一般是不会自愈的。该病是由于创伤、高龄等原因，导致关节发生退行性病变，从而引起关节软骨和关节周围结构的进行性损害，这种损害是不可逆的。对于膝关节骨性关节炎的治疗，平时要注意保持合适的体重，避免剧烈运动，以免加重关节损伤。可以应用非甾体抗炎药、营养软骨的药物进行治疗，也可以进行物理治疗，对于改善症状能起到一定的作用。到了病情发展的后期，如果症状比较严重，对生活造成严重影响，保守治疗无效的话，可以采取手术治疗。

第二篇
膝关节疼痛及其诊断

27 膝关节疼痛的发生有哪些诱因?

膝关节疼痛是膝关节周围软组织及膝关节内部组织功能或结构的各种改变所引起的以膝周及膝内疼痛为主要表现的一类疾病的统称。膝关节疼痛的原因众多,包括退行性变、外伤、风湿、免疫、肥胖等。膝关节疼痛的常见原因有以下几种:

(1)脂肪垫劳损:由于外伤或者长期摩擦,导致脂肪垫劳损,引起脂肪垫充血、肥厚并发生炎症,与髌韧带发生粘连,从而使膝关节活动受限。患者会觉得膝关节疼痛,完全伸直时疼痛加重,但关节活动并不受限制。劳累后症状明显。治疗上以保守治疗为主,配合理疗及口服药物。

(2)半月板损伤:半月板损伤是引起膝关节疼痛的最常见创伤,也是运动员的一种常见损伤。半月板损伤会有明显的膝部撕裂感,随即关节疼痛,活动受限,走路跛行。关节有肿胀和滑落感,并且在关节活动时有弹响。治疗需根据损伤程度决定保守治疗还是手术治疗。

（3）膝关节创伤性滑膜炎：膝关节滑膜是组成膝关节的主要结构之一，其炎症是膝关节疼痛的常见原因之一。患者会感觉膝关节疼痛、肿胀、压痛，滑膜有摩擦发涩的声响。疼痛最明显的特点是，当膝关节主动极度伸直时，特别是有一定阻力地做伸膝运动时，髌骨下部疼痛会加剧，被动极度屈曲时疼痛也明显加重。治疗上多以保守治疗为主。

（4）膝关节骨性关节炎：膝关节骨性关节炎多见于中老年，女性居多，慢性劳损、长期超重负荷是其发病的主要原因。膝关节会肿胀而疼痛，有时活动关节会有摩擦音。膝关节可能出现内翻畸形并伴有内侧疼痛。治疗上根据关节退变情况选择是否行关节置换的治疗，目前膝关节骨性关节炎的关节置换治疗是国际上较成熟的治疗方式。

（5）膝关节韧带损伤：患者会有明确的外伤史，膝关节内侧疼痛、压痛，小腿被动外展时疼痛加剧，膝内侧有肿胀，几天后会出现瘀斑。膝关节活动会受到限制。

（6）髌腱炎：最常见的膝关节疼痛的原因就是髌腱炎，疼痛点位于髌骨的下方，如果将膝关节伸直，用手指按压髌骨的下缘，即会感到疼痛。患者经常会蹲下去但站不起来，常发生在工作时必须久站，或是劳动量过大的人群。另外，运动员由于必须经常跑、跳，也很容易罹患髌腱炎，因此又称为"跳跃膝"。

（7）鹅足肌腱炎：许多退行性关节炎患者，在接受玻尿酸注射之后，僵硬及疼痛即有所缓解，但胫骨内侧上方仍感到疼痛，这就是合并有鹅足肌腱炎所致。

（8）肌筋膜疼痛综合征：肌筋膜疼痛综合征的临床症状，包括膝关节前侧或下侧的疼痛紧绷感，合并膝关节的活动度受限，当做蹲下、站起等弯曲、伸直膝关节的动作时，会觉得僵硬。治疗上需找出激痛点，予以针刺治疗或局部激痛点注射，之后再配合正确的肌肉牵拉运动及强化运动，就能改善许多。

（9）髂胫束摩擦综合征：髂胫束摩擦综合征经常出现于自行车、长跑和竞走运动员，主要原因为髂胫束与股骨外上髁的过度摩擦，导致韧带或滑囊炎症的发生。主要症状是肿胀和疼痛。

（10）腰椎或髋关节疾病引起膝关节疼痛：部分腰椎间盘突出症患者也存在膝关节疼痛、酸胀等症状。当腰椎间盘突出症治愈后，膝关节疼痛症状也会不治而愈。

（11）其他疾病引起膝关节疼痛：如风湿、类风湿性关节炎，以及强直性脊柱炎、红斑狼疮、痛风等疾病引起的膝关节病变。

28 半月板损伤的特殊症状有哪些？

半月板损伤的症状主要是以下三种情况：

（1）肿胀和疼痛：半月板损伤会导致关节液分泌增多，引起肿胀和疼痛。

（2）活动受限：半月板损伤会影响关节屈伸，进行如下蹲起立、上下楼、跑、跳等动作时疼痛严重，严重者可出现跛行或屈伸功能障碍。

（3）膝关节弹响：关节互相摩擦引起响声，局部按压会有明显疼痛。

患者应及时去正规医院的骨科或关节外科就诊，进行 MRI 检查，明确损伤程度后给予治疗。对于轻度损伤，可给予膝关节制动、消炎止痛药和营养软骨药等保守治疗，如洛索洛芬钠和盐酸氨基葡萄糖。如损伤严重，需进行半月板修复手术治疗，可通过针灸、按摩等方法缓解疼痛。

29 膝关节为什么会积液？

膝关节里的积液，分为病理性和生理性两种，可能是由于剧烈活动引起的，也有可能是感染引起的，具体如下：

（1）生理性积液：一般是关节剧烈活动之后，滑膜分泌关节液来保护关节软骨，分配关节内的应力，润滑软骨，防止软骨损伤的生理性应激机制。生理性积液会随着休息，慢慢吸收、消失。

（2）病理性积液：① 感染性积液。如果是膝关节内感染化脓性细菌，可引起膝关节的红、肿、热、痛，积液量往往非常多，会破坏关节软骨。而关节结核引起的关节积液，往往膝关节红肿不明显，表现为冷脓肿改变，局部可以摸到波动感，结核分枝杆菌感染的积液会破坏关节软骨。② 非感染性积液。退行性骨关节炎引起的积液量往往不是很多,很少出现局部肿胀,但是急性滑膜炎初期往往也可以出现膝关节红、肿、热、痛。痛风引起的关节积液,可以出现膝关节明显的红、肿、热、痛,有时需要穿刺减压。

30 膝关节积液一定要抽吗?

需确定是哪种疾病引起的膝关节积液,不能在未确定病因的情况下盲目进行抽液。以下三种情况需要抽液治疗:

(1)药物无法控制或缓解病情,关节液累积过多,胀痛不适,活动受限,这个时候可以通过抽液,临时、有效地缓解不适症状。

(2)如怀疑是关节感染引起了化脓性关节炎、关节结核等,需要抽液进行化验分析,此类情况下可同时将积液抽出。

(3)准备进行封闭治疗前,要先将积液抽出,再注射。

31 膝关节为什么会卡顿?

膝关节卡顿主要原因是关节磨损,原本平滑的关节内结构因损伤、磨损,导致表面不平整或者破裂,破裂的组织卡在关节间隙的某个部位,表现为关节不能正常活动。半月板损伤、交叉韧带断裂后的韧带断端也可以卡在关节中,产生关节"绞索"卡顿感。

32 什么是腘窝囊肿?

　　腘窝囊肿是膝后部一个充满液体的生长物。它会引起肿胀和紧绷感。腘窝囊肿也称为贝克氏囊肿,有时会引起疼痛。完全伸直或弯曲膝盖时,疼痛会加剧。腘窝囊肿通常由膝关节问题引起,关节炎和软骨撕裂是两种常见病因。这两种情况都会导致膝关节积液,关节腔内的压力增加,关节液会压迫关节囊后方的薄弱部位,向压力较小的腘窝突出,就好比向气球里装水一样,形成囊肿。剧烈活动、久站、久坐、长时间行走的人,更容易患腘窝囊肿,需加以注意。腘窝囊肿引起的症状往往与囊肿大小有关,早期可没有任何自觉症状,患者常常是在体检或影像学检查时发现。当囊肿长大到一定程度时,最常见的症状是膝关节后侧或后内侧疼痛或胀痛,有时会感觉关节僵硬。

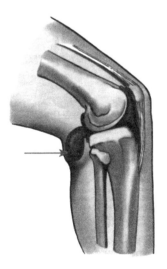

腘窝囊肿

33 膝关节为什么伸不直?

膝关节不能伸直的原因及治疗方法主要分为以下几种:

(1)膝关节骨性关节炎:以退行性病理改变和骨质增生为特征,需要在医生指导下使用药物治疗。

(2)膝关节韧带损伤:一般因剧烈运动或外伤导致,可使用药物缓解疼痛和肿胀,遵医嘱治疗。

(3)半月板损伤:可出现疼痛、肿胀、不能伸直等症状,治疗方式包括手术和药物治疗。

(4)其他原因:如身体水肿等原因,需要前往医院查明原因,予以针对性治疗。建议尽早就诊,治疗同时也要注意合理的康复锻炼。

34 膝关节为什么会有响声?

膝关节有响声是比较常见的症状,原因一般有以下几种:

(1)生理性响声:有时候膝关节发出轻微的响声,这是正常的生理现象,通常不会带来疼痛或不适感,多是由于关节的气体运动引起的。这种响声一般只要不伴随其他症状就属于正常情况。

(2)活动过度或姿势不良:长时间的膝关节过度活动或使用

不良姿势可能导致此症状,通常也不会带来疼痛或不适感。但是,要注意避免长时间的膝关节过度活动,注意使用良好的姿势,以减少这种响声的发生。

(3)关节软骨磨损:膝关节软骨磨损是一种常见的情况,常常伴随着疼痛或不适感。软骨磨损可能是由于年龄因素或其他原因引起的,需要就医。

(4)关节炎:关节炎是一种引起关节疼痛和响声的疾病,特别是早上起床时,关节会发出响声,并伴随着关节疼痛和僵硬感。关节炎可能由多种因素引起,如年龄、遗传、骨折等。建议到医院进行检查,医生会根据病情给予相应的治疗。

(5)韧带损伤或半月板损伤:通常会伴随着关节疼痛、肿胀和不适感。这种情况需要到医院进行详细检查和治疗。

总之,膝关节响声可能是正常的生理现象,也可能是一些病理性原因引起的。如果症状持续出现或者伴随其他不适,建议及时就医,进行相关的检查和对应的治疗。

35 膝关节皮肤为什么会变红、发热?

膝关节皮肤发红、发热可能是以下原因导致的:

(1)严重创伤:如髌骨骨折、韧带断裂、关节脱位等,导致膝关节皮肤出现发红、发热、疼痛等症状。

(2)急性感染:如皮肤感染、化脓性关节炎等,引起明显的炎症反应，继而使膝关节皮肤发红、发热。

（3）关节炎：如痛风性关节炎、风湿性关节炎等，导致炎症反应，膝关节皮肤出现发红、发热等症状。

建议患者停止患侧下肢活动，并及时就诊。如果活动不便，可拨打"120"急救电话进行求助。

36 有些膝关节骨性关节炎为何从 X 线片上看不出？

对早期膝关节骨性关节炎，尤其是外侧间室的病变，负重屈膝 45°前后位 X 线片可提示关节间隙轻度变窄，而伸膝位 X 线片上则很难有所发现。关节软骨缺损诊断率最高的 X 线投照位置是屈膝 30°前后位，伸膝位 X 线片则很容易漏诊。膝关节疼痛和关节间隙变窄 2 mm 以上，可能是关节软骨退变而非半月板病变。因此，类似的情况可能难以单纯地通过 X 线片判断。

37 什么情况下要做膝关节 MRI 检查？

以下情况需要进行膝关节 MRI 检查：

（1）膝关节损伤：膝关节损伤会导致活动受限，需到医院进行 MRI 检查来判断病情。轻微软组织损伤需适当休息或局部按摩，多补充蛋白质。

（2）膝关节大量积液：膝关节积液需到医院进行 MRI 检查来查看积液情况，严重时需手术抽取积液进行治疗。

（3）急性尖锐疼痛：膝关节疼痛需到医院进行 MRI 检查，有可能是软组织或半月板损伤。可根据情况使用药物治疗或手术治疗。药物治疗需在医生指导下使用。

38 膝关节骨性关节炎常规需要做下肢血管 B 超检查吗？

膝关节骨性关节炎通常可以通过 X 线检查及 MRI 检查进行诊断。如果患者皮肤下存在肿块，出现不明原因的小腿肿胀或者颜色变化，休息和患肢抬高后也不见缓解时，可以考虑进行下肢血管 B 超检查，但常规情况是不需要进行的。

39 膝关节骨坏死的诊断依据是什么？

患者有局部的明显疼痛，这种疼痛呈持续性，以刺痛为主。局部有明显的肿胀，肿胀往往表现为膝关节弥漫性肿胀，有时还可能有关节积液的增多。可能有活动受限的表现，这个部位的骨一旦发生了坏死，整个下肢的活动都会受到明显的限制。如怀疑膝关节骨坏死，首先要到正规医院就诊，然后在医生的指导下进行膝关节的 MRI 检查，以确诊膝关节骨坏死，因为骨头坏死在

MRI 图像上会出现信号的改变。

 半月板损伤的诊断依据是什么？

半月板损伤的诊断依据主要是以下几种情况：

（1）多发生于年轻人：发病机制是关节在挤压状态下有一个旋转动作，容易造成半月板的损伤。

（2）要有体征：患侧关节可以表现为肿胀、活动受限。体格检查时，关节、半月板损伤的部位可有触痛，就是在关节间隙处有触痛。内侧的触痛考虑为内侧半月板损伤，外侧的触痛考虑为外侧半月板损伤。还可以做一些专业的体检，比如麦氏征阳性，也可以辅助诊断半月板损伤。

（3）MRI 检查确诊：所有的体格检查都不能够确诊半月板的损伤，最终的诊断需要做 MRI 检查。如果在 MRI 图像上看到半月板信号的改变，Ⅰ级和Ⅱ级的信号改变可以考虑半月板变性，Ⅲ级可以考虑半月板损伤或者半月板撕裂。

41 膝关节滑膜炎和膝关节骨性关节炎有什么不同？ 哪个更严重？

关节炎是我们常听到的一类疾病，膝关节骨性关节炎是其中最普遍的一种。膝关节滑膜炎和膝关节骨性关节炎同属关节类炎症,容易混淆。有些人认为滑膜属于膝关节,所以这两种炎症就是同一种病,这是错误的观点。其实膝关节滑膜炎和膝关节骨性关节炎还是有一些区别的,将两者弄混会给治疗带来很大的困扰。两者之间有 4 点差别可供参考:

(1)发病原因:膝关节骨性关节炎一般由膝关节退行性变、外伤、过度劳累等情况引起,体重过重、长时间下蹲、膝关节受凉等也会导致膝关节骨性关节炎。而膝关节滑膜炎是由多种其他疾病引起的,如风湿类疾病、结核、重度创伤等,是一种诱发性疾病。

(2)临床表现:膝关节骨性关节炎的临床表现有膝关节酸痛、肿胀、弹响等。膝关节僵硬、发冷也是膝关节骨性关节炎的症状。膝关节滑膜炎的临床表现除了膝关节疼痛外,主要有局部温度增高和关节活动受限。

(3)易患病人群:膝关节骨性关节炎多发于中老年人,是引起老年人腿疼的主要原因。而全年龄段的人群都可能患上膝关节滑膜炎,尤其是有基础性关节病的人和经过大幅度运动以致膝关节受损的人。

(4)治疗方法:膝关节骨性关节炎的发病早期可采取保守治疗,晚期需要手术治疗。治疗膝关节骨性关节炎的关键就是防止软骨进一步磨损,软骨保护剂可以促进软骨的合成,起到抗炎作用。轻度膝关节滑膜炎一般采取休息和口服抗炎药的方法进行治疗,中度和重度膝关节滑膜炎需要进行功能锻炼和手术治疗。

膝关节是人体非常重要的一部分,不管是年轻人还是中老年人,都要在日常生活中养成保护膝关节的习惯,避免膝关节受凉和过度运动。

 引起膝关节感染的常见病因有哪些?

关节感染的原因可能与细菌、病毒、真菌、寄生虫感染以及自身免疫性疾病、手术或注射等多种因素有关。如果怀疑自己膝关节感染,应及时就医并进行相关检查和治疗。其中引起膝关节感染的常见病因有以下几种:

(1)细菌:最常见的关节感染是细菌感染。细菌可能通过血液循环或穿刺伤口进入关节。

(2)病毒:某些病毒也可以引起关节感染,如乙型肝炎病毒、风疹病毒和人类免疫缺陷病毒(HIV)等。

(3)真菌:真菌感染虽然比较罕见,但真菌也可能引起关节感染。

(4)寄生虫:寄生虫是一种罕见的关节感染原因,如疟原虫和弓形虫等。

(5)自身免疫性疾病:某些自身免疫性疾病,如类风湿性关节炎,可能导致关节感染。

(6)关节手术或注射:在进行关节手术或注射治疗时,有时会出现关节感染的风险。

43 如何判断膝关节出现感染？

建议及时到医院完善血常规、关节镜检查等，明确感染原因后采取针对性措施，积极控制感染以缓解机体不适症状。膝关节腔内感染的症状包括局部症状和全身症状：

（1）局部症状：膝关节腔内发生感染后，病原微生物对膝关节及周围组织产生刺激，组织液分泌增多而出现关节肿胀、疼痛，可有明显触痛。随病情进展，膝关节内可有大量积液，致使关节囊逐渐膨胀，可能会由于膝关节功能改变而出现跛行。病情加重时可对关节软骨、关节囊、滑膜等产生损害，出现膝关节僵硬，严重影响患者日常生活、工作。

（2）全身症状：膝关节腔内感染时，若病情较为严重，病原微生物所产生的有毒、有害物质可能通过血液循环进入机体，从而出现发热、畏寒、肢体无力、出汗等症状。若累及胃肠道还可能出现恶心、呕吐、食欲减退等症状，而累及脑部还会出现头痛、头晕、昏迷等症状，但由于病因、感染程度等的不同，全身症状可能存在差异。

膝关节腔内感染者出现不适症状时，应在医生指导下使用具有抗菌、抗病毒等作用的药物，同时可配合针灸、穿刺引流等措施进行治疗。

膝关节骨性关节炎对患者的软骨、关节有着很大的危害，严重时还会并发一系列的骨科疾病，甚至造成瘫痪，影响患者的正常生活。具体有以下几种危害：

（1）疼痛难忍：人们患有膝关节骨性关节炎时，平时经常会有隐匿性发作、钝痛、持续性疼痛的症状，这些疼痛大多发生在运动以后，休息后可以缓解。随着病情的加剧，这些疼痛症状会导致患者的关节活动受到限制，甚至休息之后病情也无缓解。

（2）有黏合感：黏合感是指会有一段时间，运动时开始感觉关节僵硬，好像是卡住了一般，稍微活动一下就可能缓解，老年人比较常见。随着疾病的发展，因软骨脱落使软骨下骨裸露，并可在软骨下骨出现大小不等的囊性变。

（3）害怕或不愿意活动：在膝关节骨性关节炎的发病早期，膝关节的疼痛会导致患者出现害怕或不愿意活动的情况，从而让膝关节长期处于"闲置"状态。随着病情的发展，关节周围的软组织粘连收缩，患者疼痛难忍，无法正常活动，活动时关节疼痛强烈，而且膝关节长期固定在一定位置，形成僵硬的关节，直至关节骨性融合。

（4）膝关节畸形：严重时会导致膝关节畸形。在膝关节骨性关节炎的中后期，由于长期的病理过程，关节的骨、力线、关节间隙和周围软组织会发生结构变化，导致膝关节畸形。膝关节常见的畸形有膝关节屈曲挛缩、内外翻畸形、膝关节半脱位等。此时膝关节已部分或完全丧失运动功能,关节畸形直接影响外观和步态。

45 膝关节疼痛何时需要抽血化验?

关节的疼痛症状可能是相似的,但病因却有很大差异,此时就需要进一步的检查结果来帮忙确诊。以关节疼痛、红肿为例,可能是膝关节骨性关节炎、风湿及类风湿性关节炎、化脓性关节炎、痛风性关节炎等原因引起的。对于没有明显外伤史、韧带等软组织结构的相应影像学检查没有发现明显异常的人群,考虑进行相应的抽血化验来明确病因。尤其是在患者合并有寒战、发热,膝关节局部皮肤温度升高等情况时,需及时检验血常规和其他炎性感染指标。

46 膝关节骨坏死为什么会漏诊?

膝关节骨坏死经常会被误诊为关节炎,患者发现吃了一段时间的药后症状并没有太大的改善,而且骨坏死很容易被漏诊。原因主要有以下几种:

(1)疼痛部位的诱导:膝关节骨坏死早期的症状较轻,并且表现不一。有时患者出现疼痛的部位不是膝关节,而是周围关节。

（2）坏死早期症状隐蔽：膝关节骨坏死是骨科疑难疾病,早期症状不明显,往往容易被忽视。加之此时若疼痛反应在髋、踝部位,因其"远"离膝关节,往往很容易被误诊为关节炎、关节扭伤等。

（3）医生看诊的专业敏感性差：膝关节骨坏死多发生在30～60岁的人身上,常见的症状是膝关节不适、疼痛、跛行等。上了年纪的骨坏死患者在做 CT 等检查时大多会发现腰椎间盘突出。临床经验不足的医生,往往没有结合临床主要症状而深入考虑到骨坏死,容易出现误诊误治的情况。

（4）患者本身患有某种免疫性疾病：当患者患有类风湿性关节炎、强直性脊柱炎或痛风等时,尤其是接受激素治疗时,由于平常即有多关节疼痛不适,因此当出现疼痛时,患者会认为是该疾病所导致,治疗时只考虑到本身的原发病,这也容易造成漏诊。

（5）单一影像学检查存在片面性：骨坏死病在骨组织,根源却在供血上。目前临床上大多对骨坏死的检测仅仅依赖 X 线或MRI 这些常规检查,而对于早期骨坏死来说,骨质尚未遭到破坏,只检查骨质上的问题难免存在片面性,此时往往需要结合专业的血运检查才能确诊。

第三篇
膝关节疼痛的治疗方法

 47 膝关节疼痛必须要看医生吗?

　　膝关节是最容易遭到伤害的部位,几乎每一个人都经历过膝关节疼痛,有些伤害轻微并且是暂时的,1周左右就能自愈。然而若出现以下几种情况,建议尽快就医:

　　(1) 膝关节受伤后明显肿胀,行走困难。

　　(2) 膝关节绞索感,关节无法伸直或弯曲受限。

　　(3) 在步行或转向时关节有不稳感。

　　(4) 膝关节无力,腿部打软。

48 膝关节骨性关节炎的治疗原则是什么?

　　膝关节骨性关节炎是一种常见的关节疾病,通常是由于关节退行性变、肥胖、长期过度使用等因素导致的。治疗膝关节骨性关节炎的原则通常包括以下几个方面:

　　(1) 减轻体重:肥胖是膝关节骨性关节炎的主要诱因之一,

因此减轻体重可以减轻关节负担，缓解疼痛和肿胀等症状。

（2）合理膳食：合理膳食可以为关节提供营养支持。建议多食用富含钙质、蛋白质和维生素的食物，如牛奶、鱼肉、水果和蔬菜等。

（3）适当锻炼：适当的锻炼可以增强肌肉力量，改善关节灵活性，提高关节稳定性。建议进行低冲击性的有氧运动，如散步、游泳、瑜伽等。

（4）药物治疗：药物治疗可以缓解疼痛，消炎、消肿，并改善

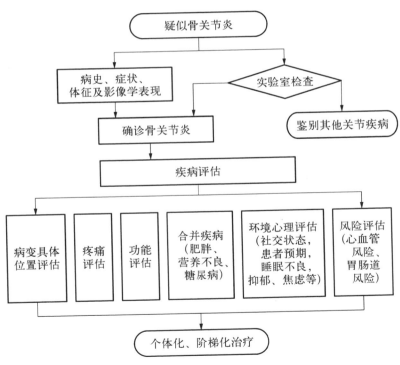

《中国骨关节炎诊疗指南(2021年版)》诊疗路径

关节功能。常用的药物包括非甾体抗炎药、镇痛药、激素类药物等。

（5）物理治疗：物理治疗可以促进血液循环、缓解疼痛、改善关节功能。常用的物理治疗包括热疗、冷疗、按摩、针灸等。

（6）手术治疗：对于严重的膝关节骨性关节炎患者，手术治疗可能是必要的选择。手术治疗包括关节镜清理术、截骨术、人工关节置换术等。

治疗膝关节骨性关节炎需要综合考虑患者的具体情况，制订个性化的治疗方案。患者应在医生的指导下进行治疗，并注意保持良好的生活习惯，进行适当的锻炼，以缓解症状并提高生活质量。

49 什么是膝关节骨性关节炎的阶梯治疗？

阶梯治疗方案包括了基础治疗、药物治疗、修复性手术及重建手术治疗等。需要通过对患者的详细评估，确认患者所处的不同阶段和程度，选择最合适的治疗方案，以帮助患者改善症状，延缓疾病进展并避免过度治疗。早期一般采取保守治疗，注意休息、制动，予以支具保护，减少过度负重磨损，加强关节保养。可以口服止痛药，进行局部封闭或者关节腔注射透明质酸钠和激素类药物，以减轻滑膜炎症，缓解症状。如果疼痛不缓解，影响日常生活，如关节卡压，可进行关节镜下清理，清除增生的骨刺及脱落的软骨、病变的滑膜等。如果关节清理以后仍不能缓解症状,影响走路,而且 X 线片显示明显的关节间隙变窄,MRI 图像也显示软骨明显遭到破坏甚至软骨下骨损伤。此时可以考虑膝关节单髁置换或全膝关节置换,以提高生活质量。

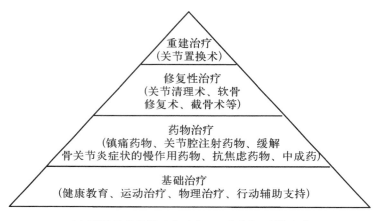

重建治疗
(关节置换术)

修复性治疗
(关节清理术、软骨
修复术、截骨术等)

药物治疗
(镇痛药物、关节腔注射药物、缓解
骨关节炎症状的慢作用药物、抗焦虑药物、中成药)

基础治疗
(健康教育、运动治疗、物理治疗、行动辅助支持)

《中国骨关节炎诊疗指南(2021 年版)》阶梯治疗

50 膝关节疼痛的治疗需要康复师参与吗?

膝关节疼痛的治疗需要康复师的参与。康复师是专业的医疗人员,他们具备康复治疗的专业知识和技能,能够根据患者的具体情况制订个性化的康复方案。针对膝关节疼痛,康复师可以采取以下措施:

(1)物理治疗:物理治疗是康复师最常用的治疗方法之一,包括电疗、热疗、冷疗、按摩、针灸等。这些方法可以促进血液循环、缓解疼痛、改善关节功能。

（2）运动治疗：运动治疗是康复师帮助患者恢复关节功能的重要手段之一。针对膝关节疼痛，康复师可以指导患者进行适当的训练，如肌肉力量训练、关节活动度训练等，以增强关节稳定性，提高关节灵活性。

（3）姿势矫正：姿势不正确也可能导致膝关节疼痛，因此康复师还可以帮助患者矫正姿势，减轻关节负担，缓解疼痛。

（4）健康教育：康复师还可以对患者进行健康教育，帮助他们了解膝关节疼痛的病因、治疗方法及预防措施，提高患者的自我管理能力。

总之，在膝关节疼痛的治疗过程中，康复师的参与是必不可少的。他们可以通过专业的康复理疗技术，帮助患者缓解疼痛，恢复关节功能，提高生活质量。同时，患者也需要积极配合康复师的治疗方案，按时、按量完成康复训练，以达到最佳的治疗效果。

51 膝关节骨性关节炎的保守治疗方法有哪些？

膝关节骨性关节炎的保守治疗方法包括药物治疗、患者健康教育、运动治疗、物理治疗和行动辅助支持。

（1）药物治疗：口服药物包括非甾体抗炎药和软骨保护剂，如布洛芬、氨基葡萄糖等。透明质酸钠可以作为关节润滑剂，用于关节注射。也可同时注射激素，以控制关节局部炎症。

（2）患者健康教育：对患者开展健康教育，强调改变生活方式，避免久坐、久行、久站，告知疾病应如何治疗，帮助患者确定正确的治疗目标。

（3）运动治疗：通过游泳、骑固定自行车等基础性的心肺功能训练来减轻、控制体重，结合简单的基础力量训练及简单的手法放松来缓解患者的疼痛感。

（4）物理治疗：通过相应的理疗（水疗、热疗、超声波治疗、经皮电刺激等），可降低炎症因子水平。

（5）行动辅助支持：在进行其他治疗的同时，配合外在辅助工具（拐杖、鞋垫等）可修正力线，缓解关节压力。

52 膝关节骨性关节炎的药物治疗有哪些？

可使用局部外用的非甾体抗炎药作为膝关节骨性关节炎的一线治疗药物，如双氯芬酸二乙胺乳胶剂等，尤其适合患有消化系统疾病、心脑血管疾病或身体虚弱的患者。对于疼痛症状持续或中重度膝关节骨性关节炎患者，可选择口服非甾体抗炎药和选择性环氧合酶 2 抑制剂，如塞来昔布等。伴有长期慢性疼痛和（或）伴有焦虑、抑郁的患者，可以使用抗焦虑药物。药物治疗无缓解的情况下，也可以进行膝关节注射（透明质酸钠润滑剂或封闭针）。

53 膝关节支具有哪些作用?

膝关节支具可以对膝关节提供支撑和保护,防止二次损伤。支具的固定可以在日常生活中减少患肢的活动,减少炎症的刺激。在康复过程中,支具可以将膝关节活动角度限制在安全范围内,同时可以辅助患者承重,有助于患者的步态恢复。另外,支具可以为患者在心理上提供安全感,进行积极的心理建设。

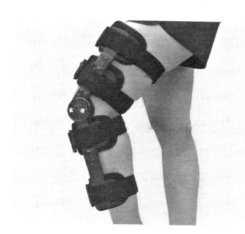

膝关节支具

54 膝关节注射的目的是什么?

膝关节注射通常被用于治疗膝关节疼痛和其他膝关节疾病。

其目的主要包括以下几个方面：

（1）消炎止痛：膝关节注射可以有效地将抗炎药物直接作用于膝关节内部，从而减轻炎症反应，缓解疼痛。例如，类固醇类药物可以减轻炎症和疼痛，而透明质酸可以增加关节液的润滑性，从而减轻关节摩擦，进一步缓解疼痛。

（2）润滑关节：膝关节内的关节液起着润滑关节的作用，从而减少关节摩擦。然而，当关节液不足时，关节摩擦会增加，导致疼痛和炎症。通过膝关节注射，可以向关节内补充透明质酸等物质，起到润滑关节的作用。

（3）修复受损组织：膝关节注射还可以向关节内注入生长因子等物质，促进膝关节内部组织的修复。这有助于减轻疼痛，改善关节功能，并防止疾病的进一步恶化。

（4）诊断疾病：在某些情况下，膝关节注射还可以用于诊断膝关节疾病。在怀疑患有膝关节感染或其他炎症性疾病时，医生可以在注射药物前先抽取部分关节液。

总之，膝关节注射的目的是通过将药物直接作用于膝关节内部，起到消炎止痛、润滑关节、修复受损组织和诊断疾病的作用，从而缓解膝关节疼痛和其他膝关节疾病症状，提高患者的生活质量。然而，需要注意的是，膝关节注射需要在专业的医疗机构由经验丰富的医生进行操作，以确保安全性和有效性。

55 膝关节注射能用激素吗?

应谨慎使用膝关节注射激素来治疗关节炎,尽管这种方法可以较快地缓解疼痛,改善关节功能,但长期、多次使用会有加速关节软骨量丢失的风险。每年注射最多不超过 2~3 次,且注射间隔时间不短于 3~6 个月。对于有糖尿病或其他基础疾病的患者应谨慎使用。

56 膝关节注射有什么风险?

与膝关节注射相关的两个主要副作用是感染和局部不良反应。膝关节注射是一种有创伤的诊断和治疗手段,需要穿破皮肤屏障,因此如果皮肤周围有活动期感染病灶、糖尿病控制不佳、凝血功能异常(尤其是刷牙时经常出血或皮肤瘀斑),应将这些情况详细告知医生,由医生综合判断是否能够进行膝关节注射治疗。如果局部注射以后出现关节腔周围红、肿、热、痛等症状,要考虑感染的可能,应立即到医院就诊。

57 什么是PRP?

　　PRP全称是富血小板血浆,通过抽取患者自身血液,经过离心提纯,可获得含高浓度的血小板、白细胞和纤维蛋白的浓缩物,最后再将PRP注射到患者的损伤部位。PRP促进骨与软组织修复的主要原因在于血小板经活化后释放出多种生长因子,为患者的膝关节面创造出健康的细胞,促进患者软骨组织的恢复,并且PRP中存在的纤维蛋白可以促进患者凝血与自身组织的修复。此外,PRP来自患者本身,不容易出现排斥现象,能够更好地促进生长因子的有效结合,从而帮助骨关节的恢复。

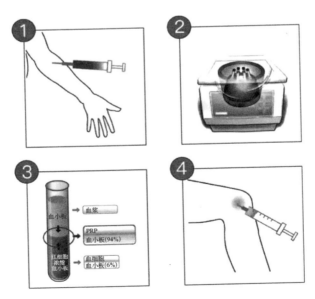

PRP 流程

58 保守治疗不适合哪些患者？

保守治疗不适合以下患者：

（1）对于存在韧带完全撕裂或半月板存在Ⅲ度损伤的患者，为了避免引发进一步的关节退变，不建议继续尝试进行保守治疗。

（2）对于明确存在下肢力线改变的患者，不建议继续尝试保守治疗。

（3）对于尝试保守治疗6个月以上无改善的患者，不建议继续尝试保守治疗。

（4）对于膝关节有明确手术指征且疼痛明显的患者，不建议继续尝试保守治疗。

59 止痛药可以多吃吗？ 对身体有什么影响？

止痛药不建议过多服用，否则可能对身体产生以下伤害：

（1）耐药、成瘾：患者可以产生耐药、成瘾等情况，或出现戒断现象。

（2）胃肠反应：患者可以出现恶心、呕吐、便秘等胃肠反应。

（3）肝、肾功能损害：部分药物会对患者的肝、肾功能产生一定伤害。

（4）血液系统损害：患者可能出现血小板减少、白细胞增加等。

氨基葡萄糖、软骨素对膝关节骨性关节炎有用吗?

氨基葡萄糖和软骨素对于膝关节骨性关节炎的治疗有一定的帮助。

氨基葡萄糖是一种天然的氨基单糖,不仅是关节软骨的组成成分,还广泛分布于结缔组织、皮肤组织、关节滑液等处。它可以促进软骨再生,修复损伤的关节软骨,使软骨面变得平滑、厚实、有弹性,同时可以合成、补充关节液,润滑关节软骨表面,减少骨关节间的摩擦及振动,从而减缓软骨退化。因此,对于膝关节骨性关节炎患者来说,适当补充氨基葡萄糖是有益的。

软骨素是一种天然的氨基多糖,主要存在于软骨、肌腱等组织中,可以促进软骨细胞的代谢,抑制破坏软骨的酶类,从而改善软骨细胞的代谢,减轻软骨的损伤。对于膝关节骨性关节炎患者来说,适当补充软骨素也有助于缓解疼痛和改善关节功能。

然而,对于膝关节骨性关节炎的治疗,氨基葡萄糖和软骨素并不能完全替代其他治疗方法。如果患者的膝关节骨性关节炎比较严重,出现了关节畸形、功能丧失等情况,就需要考虑手术治疗等其他治疗方法。此外,虽然氨基葡萄糖和软骨素是天然成分,但并不是所有人都适合使用。对于有过敏反应或者患有其他疾病的患者,应在医生的指导下使用。

总之,氨基葡萄糖和软骨素对于膝关节骨性关节炎有一定的治疗作用,但并不是万能的。在使用之前应咨询医生或者专业的医疗机构,根据自身情况选择合适的治疗方法。

61 为什么医保卡在医院开不出氨基葡萄糖等保健品?

医保卡在医院开不出氨基葡萄糖等保健品,主要是因为保健品不属于医疗保险报销的范围。

医疗保险是为补偿疾病带来的医疗费用而设置的一种保险,其目的是缓解疾病带来的经济压力。通常,医疗保险只覆盖必要的医疗费用,如药品费、检查费、手术费等。而保健品不属于医疗必需品,因此不在医疗保险的报销范围内。

此外,保健品的使用和购买属于个人行为,其作用主要是预防疾病或保持健康,而不是治疗疾病。因此,即使有些保健品被认为具有一定的医疗效果,其购买和使用也不应由医疗保险来承担。

另外,医院作为提供医疗服务的主要机构,其主要职责是提供医疗服务和治疗疾病,而不是销售保健品。因此,医院一般不会备有大量的保健品供患者购买。

需要注意的是,虽然保健品不属于医疗保险报销的范围,但并不意味着它们没有价值。事实上,许多保健品对于预防疾病和保持健康都有一定的作用。如果需要购买保健品,建议在医生的指导下进行选择,并从正规渠道购买。同时,也注意不要过分依赖保健品,而是要在医生的指导下进行合理的治疗,同时调整饮食和生活习惯。

62 半月板损伤是否可以采用保守治疗？

半月板损伤是否可以采用保守治疗，需要根据损伤的具体情况进行判断。一般来说，如果半月板损伤范围较小，且没有明显的临床症状，可以考虑进行保守治疗。但是，如果半月板损伤范围较大，或者出现了关节交锁等严重症状，建议尽快进行手术治疗。

保守治疗主要包括药物治疗、物理治疗和康复训练等。药物治疗主要是通过口服或注射药物来缓解疼痛，减轻炎症反应等；物理治疗主要是通过电疗、热疗、冷疗等方法来缓解疼痛，促进局部血液循环等；康复训练主要是通过锻炼来增强关节周围肌肉的力量，提高关节的稳定性，从而减轻疼痛，改善关节功能等。

在保守治疗期间，患者需要遵循医生的建议，按时进行药物治疗和康复训练。同时，还需要注意保护受损的半月板，避免剧烈运动和过度使用关节，以免加重损伤。

手术治疗主要是在关节镜下进行微创手术，包括半月板修补术、半月板切除术等。手术治疗可以有效缓解疼痛，改善关节功能，但同时也存在一定的风险和并发症。因此，在进行手术治疗前，需要充分了解手术的风险和术后注意事项，并在医生的指导下进行决策。

总之，对于半月板损伤是否可以采用保守治疗，需要根据具体情况进行判断。如果损伤范围较小且没有明显临床症状,可以考虑进行保守治疗;但如果损伤范围较大或出现严重症状,建议尽快进行手术治疗。无论采取何种治疗方法,患者都需要遵循医生的建议,按时进行治疗和康复训练,以促进受损半月板的恢复和改善关节功能。

63 半月板损伤采用保守治疗能愈合吗?

半月板的愈合主要是通过血液运输来进行,如果撕裂口在半月板的边缘(红区),这样血液的运输也就更加便捷,保守治疗后恢复起来也就容易一点。相对地,如果撕裂口在半月板的中间位置(白区),保守治疗后恢复的可能性就比较低了。半月板损伤能否愈合需要根据半月板损伤的程度和类型决定。轻微损伤可通过保守治疗治愈,而严重损伤则需要手术治疗。

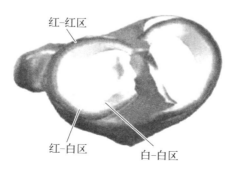

半月板的红、白分区

64 软骨损伤采用保守治疗能愈合吗?

软骨损伤的保守治疗通常可以促进愈合,但愈合的程度和效果因个体差异而异。

保守治疗主要采用药物治疗、物理治疗和康复训练等方法,通过缓解疼痛,促进局部血液循环,增强关节周围肌肉的力量,从而改善关节功能。对于轻度软骨损伤,这些方法通常可以促进软骨的修复和再生,有效缓解症状,并防止损伤进一步加重。

然而,对于较为严重的软骨损伤,保守治疗的效果可能不太理想。如果软骨损伤范围较大,或者涉及关键部位,如膝关节的半月板等,保守治疗可能无法完全修复损伤,需要采取手术治疗。手术治疗的方法包括关节镜手术、传统开放手术等,可以有效改善关节功能,减轻疼痛,提高生活质量。

此外,对于软骨损伤的患者,除了接受保守或手术治疗外,还需要注意保护受损的关节,避免剧烈运动和过度使用关节,以免加重损伤。同时,患者还需要积极进行康复训练,增强关节周围肌肉的力量,提高关节的稳定性,以减轻疼痛,改善关节功能。

总之,软骨损伤的保守治疗可以促进愈合,但需要根据具体情况选择合适的治疗方法。对于较为严重的软骨损伤,手术治疗可能是更好的选择。无论采取何种治疗方法,患者都需要遵循医生的建议,按时进行治疗和康复训练,以促进受损软骨的修复和再生。

65 膝关节骨性关节炎的手术治疗方法有哪些？

膝关节骨性关节炎的手术治疗方法主要包括微创关节镜清理术、截骨畸形矫正术、单髁表面置换术和全膝关节表面置换术，每种手术都有其适应证，主要参考骨性关节炎的严重程度。

（1）微创关节镜清理术：主要适用于关节有游离体绞索或半月板损伤，而关节磨损程度还不算严重的患者。关节镜手术对于严重骨性关节炎的患者效果不理想。

（2）截骨畸形矫正术：主要适用于关节退变程度轻，但关节内翻或外翻畸形明显的患者，这样的患者通过截骨矫正畸形，恢复关节正常的负重后疼痛会随之减轻。

（3）单髁表面置换术：主要适用于中度至重度关节磨损，但磨损尚局限于胫股关节的前内侧间室，且畸形较轻的患者。该手术相对较小，不改变关节的运动学方式，恢复快，效果好。

（4）全膝关节表面置换术：主要适用于重度关节磨损、严重关节畸形的患者。

66 膝关节骨坏死的手术治疗方法有哪些？

膝关节骨坏死是一种严重的骨关节疾病，通常需要进行手术治疗。手术治疗方法有多种，具体采用哪种方法要根据病情的严重程度和患者的具体情况来决定。以下是常见的膝关节骨坏死的手术治疗方法：

（1）膝关节置换术：对于严重的膝关节骨坏死，尤其是已经影响到关节功能的情况，可以采用膝关节置换术。膝关节置换术是将已经损坏的膝关节部分替换为人工关节，以减轻疼痛和恢复关节功能。

（2）骨移植：骨移植是一种常用的治疗膝关节骨坏死的方法。该手术方法是将健康的骨组织移植到损坏的关节部位，以修复损坏的骨头和软骨，减轻疼痛并恢复关节功能。

（3）截骨术：截骨术是一种通过改变膝关节受力分布来减轻疼痛和改善关节功能的手术方法。该手术方法是将膝关节的骨头截断，然后重新排列，以改变关节的受力分布，从而减轻疼痛并恢复关节的正常功能。

（4）钻孔减压术：钻孔减压术是一种通过减少膝关节内部压力来减轻疼痛和改善关节功能的手术方法。该手术方法是在膝关节内部钻孔，以减轻关节内部的压力，从而起到治疗作用。

需要注意的是，手术治疗后通常需要进行一定的康复训练和药物治疗，以促进手术部位的愈合和恢复关节功能。同时，患者在日常生活中也需要避免剧烈运动和过度使用关节，以免加重病情。

67　半月板损伤的手术治疗方法有哪些？

可通过关节镜微创的方式对损伤的半月板进行切除、缝合及移植，根据半月板损伤的位置及程度，进行相应的选择。如果损伤位置的伤口新鲜，血液供应相对丰富，应首选半月板缝合手术，但如果患者的半月板血液供应不佳，这种情况只能做半月板的部分切除。半月板的移植较为少见，有着非常严格的手术适应证和禁忌证，应根据患者的实际情况选择。

68 手术治疗的优势是什么？

可以通过手术方式修补已损伤的组织结构，如半月板及韧带组织，以增加关节稳定度，减缓关节退变。手术治疗后恢复时间较短且效果较好。

对于下肢力线明确改变的患者，手术可以截骨，修正力线，减缓关节进一步的磨损，同时缓解疼痛。对于中重度骨性关节炎患者，置换手术可以缓解疼痛，改善活动状态，提高生活质量。

69 手术治疗膝关节骨性关节炎有风险吗？

手术治疗膝关节骨性关节炎有一定的风险，但风险的大小因个体差异而异。一般来说，手术治疗的风险主要包括以下几个方面：

（1）麻醉风险：膝关节骨性关节炎手术通常需要在麻醉状态

下进行,因此存在一定的麻醉风险。麻醉风险包括过敏反应、呼吸抑制、心搏骤停等,但随着麻醉技术的不断进步,麻醉风险已经得到了很好的控制。

（2）术中风险：在手术过程中,可能会发生一些意外情况,如出血、损伤神经和血管等。这些意外情况可能会增加手术风险和患者的痛苦。

（3）术后康复风险：手术后,患者需要进行康复训练和恢复,但这个过程中也可能会发生一些并发症,如感染、关节僵硬等。这些并发症可能会影响患者的康复效果和关节功能。

（4）疗效风险：手术治疗膝关节骨性关节炎的疗效并不是百分之百的,部分患者可能会出现术后疼痛、关节功能改善不明显等情况。这可能与患者的病情、手术方式、康复情况等多个因素有关。

总的来说,手术治疗膝关节骨性关节炎的风险是存在的,但并不是绝对的。在选择手术治疗时,患者应充分了解手术的风险和可能的并发症,并在医生的指导下进行决策。同时,患者也需要积极配合医生的治疗和康复计划,以最大程度地恢复关节功能和减轻疼痛。

70 膝关节镜手术适合什么样的患者?

膝关节镜手术是一种相对微创的治疗膝关节疾病的手术,属于微创关节镜手术。患者是否适合做膝关节镜手术,关键是看患者的个体情况。儿童患有色素沉着绒毛结节性滑膜炎时,可以做关节镜手术把滑膜切除,避免关节软骨进一步被滑膜侵蚀,保护关节功能。膝关节镜也可以做关节内的前交叉韧带的检查。对于成人患者,如发生运动损伤、半月板撕裂、韧带断裂,可以做关节镜下半月板缝合、半月板部分切除、韧带重建等手术。

对于老年人,如果关节疼痛是由于半月板退变性撕裂或关节游离体引起的,在关节软骨较好的情况下,可以做关节镜手术将游离体取出,修整半月板撕裂的地方,从而达到缓解症状的效果。关节镜手术的适应人群没有特别的限制,关键要看患者的疾病适不适合做关节镜手术,即膝关节镜手术的适应证是不是准确。

71 切口越小就是越好的微创手术吗?

单以手术切口的大小来评价微创手术好坏是相对片面的。作为一种治疗方式,外科手术需要严谨的方案设计。设计方案既包括了手术切口的大小,也包括了手术切除的范围。手术的创伤不只是切口的创伤,也包括由于组织切除而造成的功能缺失,以及由于手术应激而造成的全身性和心理性创伤。因此,单以手术切口的大小来评价微创手术的好坏只能得到一个片面的结论,微创手术的定义应该是"在达到相当或更好治疗效果的基础上,尽量减少手术创伤"。

72 手术治疗前需要准备什么？

一般性术前准备有心理和生理两方面。心理方面是医务人员通过术前小结对诊断、手术的方式方法、可能发生的并发症及预防措施进行充分讨论、统一认识。对患者及家属清楚地说明手术的必要性、可能取得的疗效、手术的风险、可能出现的并发症、术后恢复过程等，使患者及家属能信任、理解和合作。生理方面是维护患者生理状态，对其全身情况包括心、肺、肝、肾、内分泌、营养、血液系统、免疫状况等全面了解。对患者进行适应术后变化的锻炼，补充足够的热量、蛋白质、维生素，给予输血、补液，预防感染，以及进行胃肠道和膀胱等方面的准备等。

特殊性准备是针对有下述各种情况的患者，按具体状态进行相应的术前准备，包括心脏病、高血压、呼吸功能障碍、肝病、肾病、糖尿病、肾上腺皮质功能不全等。

73 膝关节手术是否需要输血？

膝关节手术是否需要输血，取决于手术的大小、失血情况、患者身体状况等多种因素。

一般来说，膝关节手术相对于其他关节手术来说，手术时间更长，失血量可能更大。如果手术过程中出现大量失血，或者患者本身存在贫血等状况，医生可能会根据手术情况和患者身体状况建议输血。

此外，如果手术过程中需要进行截骨术等复杂手术，或者患者存在骨质疏松等状况，手术中可能会使用骨水泥等材料来增加关节稳定性，这些操作也可能会增加失血量，需要输血来补充血容量。另外，如果患者本身存在凝血功能障碍等状况，医生也可能会建议输血来纠正凝血功能障碍。

总之，膝关节手术是否需要输血，需要根据具体情况进行判断。在手术前，患者应向医生详细描述自己的身体状况和手术需求，以便医生能够做出更准确的判断和建议。同时，在手术过程中，患者应积极配合医生的治疗和护理，以最大程度地恢复关节功能和减轻疼痛。

74 膝关节手术需要全身麻醉还是半身麻醉？

膝关节手术可以采用全身或半身麻醉，具体取决于手术类型、手术时间和患者的身体状况。

对于较大型的膝关节手术，如复杂的关节重建手术、截骨术等，需要患者保持较长时间的固定体位，同时需要较深的肌肉松弛，因此通常采用全身麻醉。并且，对于有严重心、肺、肝、肾功能不全等的患者，以及有腰椎外伤、腰椎先天性发育畸形等的患者，医生会建议采用全身麻醉。全身麻醉可以更好地控制患者的呼吸和循环系统,保障手术过程中的安全性和舒适性。

而对于较小型的膝关节手术,如关节镜手术、部分韧带修复等,手术时间较短,可以采用半身麻醉。半身麻醉可以减轻患者的疼痛和紧张情绪,同时减少麻醉药的使用量,更符合微创手术的理念。

75 微创手术术后可能会出现哪些异常?

微创手术术后可能发生的异常如下:

(1)体温升高:术后体温会因应激反应或出血吸收而轻度升高,也就是吸收热,这属于机体的正常反应,一般体温不会超过38℃,持续时间也不会超过4天。如果体温超过38.5℃或持续时间超过4天,就要警惕术后感染或者合并呼吸道、泌尿道感染,需要尽快就医。

(2)手术部位的麻木:见于关节镜下膝关节韧带重建手术,因为小腿内侧的隐神经受损或者手术切口周围的表层皮神经受损,大部分在术后3～6个月可自行恢复,个别可能会延长到术后1年左右。恢复初期可能有皮肤局部虫咬或者发痒的感觉,均属于正常现象。

(3)肢体无力:部分患者在术后2～3天会出现患肢无法抬起的情况,即无法完成直腿抬高动作。一般是因为术后疼痛导致腿部肌肉,尤其是股四头肌的运动记忆短时遗忘造成,只要坚持锻炼,均可以逐步恢复。

(4)关节弹响:在术后膝关节屈伸或行走练习时,部分患者会感觉关节里面有响声,这主要与术后髌下脂肪垫出现早期瘢痕化、关节内软组织失衡、股四头肌萎缩致使髌骨轨迹发生变化等原因有关。后期通过肌肉力量的锻炼、屈伸练习,可以进行矫正,大部分患者的关节弹响在术后 3～6 个月会逐步消失。

76 膝关节手术治疗的禁忌证有哪些?

可分为绝对禁忌证和相对禁忌证,具体如下:

(1)绝对禁忌证:① 局部或全身性感染、膝关节周围极度肌肉萎缩、极其严重的全身性疾病;② 屈肌功能障碍,不能主动屈膝;③ 无症状的膝关节强直;④ 神经性关节炎。

(2)相对禁忌证:① 既往股骨、胫骨有骨髓炎史;② 膝关节明显血液供应不足;③ 患者有过高的生理或职业要求;④ 总体状况差,严重骨质疏松、过度肥胖等。

第四篇
膝关节疾病的手术治疗

77 什么情况下的半月板损伤适合修补手术?

半月板损伤是否适合修补手术,需要根据损伤的类型、程度及患者的年龄和身体状况等多方面因素进行综合考虑。一般来说,以下几种情况下的半月板损伤可能适合修补手术:

(1)年轻、活动量较大的患者:如果半月板损伤较轻,同时患者的年龄相对较小、活动量较大,可以考虑进行修补手术。这样可以避免患者因半月板损伤而影响日常生活和工作。

(2)老年、活动量较少的患者:如果半月板损伤较轻,同时患者的年龄较大、活动量较小,也可以考虑进行修补手术。这样可以避免患者因半月板损伤而影响生活质量。

(3)部分半月板切除:对于一些严重的半月板损伤,如果需要进行部分切除,可以考虑在切除的同时进行修补手术。这样可以减少术后并发症的发生,促进患者的康复。

在决定是否进行修补手术前,医生需要对患者进行详细的检查和评估,包括 MRI 检查、关节镜检查等,以了解半月板损伤的具体情况和程度。同时,医生还需要进行综合评估,包括患者的年龄、身体状况、活动量等因素,以确定是否适合进行修补手术。

总之,半月板损伤是否适合修补手术需要根据具体情况进行综合考虑。患者需要接受医生的详细检查和评估,以确定最佳的治疗方案。

78 什么是半月板重建手术?

半月板重建手术是半月板损伤的一种手术治疗方法,它是临床上比较常见的一种手术,通常在关节镜下完成,属于微创手术,对局部组织产生的损伤比较小,在手术之后能够帮助恢复半月板的功能,保护膝关节软骨。半月板损伤是比较常见的膝关节损伤之一,多数患者可能会出现活动功能受限、生活质量下降等情况。半月板重建手术的成功率比较高,而且属于微创手术,创伤比较小,可以将半月板撕裂部分切除,保留半月板的大部分功能和完整性,对膝关节软骨、滑膜、韧带等部位有一定的保护作用,可以防止膝关节退变、畸形。

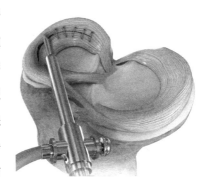

半月板缝合

半月板重建手术需要由专业的医生操作,而且患者在手术之后需要避免做剧烈的活动,并加强功能锻炼,尽量提高膝关节稳定性。大概术后 6 周可以适当地做一些康复训练,有助于锻炼膝关节的拉伸,对疾病的恢复起到积极的作用。

79 什么是盘状半月板成形术?

盘状半月板成形术是一种用于治疗盘状半月板损伤的手术方法。盘状半月板是一种少见的半月板畸形,是指半月板的形态异常,较正常的半月板大而厚,尤其是在体部呈盘状因而得名,外侧半月板多于内侧。如果半月板前后径一致,分不清前后角,胫骨平台完全被半月板组织包绕,称为完全盘状半月板。反之,则称为不完全盘状半月板。盘状半月板患者在受伤前,多与常人无异,常无症状,在膝关节屈、伸活动过程中,没有半月板的异常活动。因各种原因如外伤等发生撕裂后,则会出现外侧关节间隙压痛、弹响和关节屈伸活动受限等。

盘状半月板成形术主要是在关节镜下进行,针对盘状半月板的损伤部位和程度进行修复和重建。手术过程中,医生会根据具体情况采用不同的手术方法和技巧,如半月板部分切除、缝合、修整等,以恢复半月板的正常形态和功能。

盘状半月板成形术的优点包括创伤小、恢复快、并发症少等。相较于传统开放手术,关节镜下手术便于观察和修复半月板损伤,同时减少对周围组织的损伤和术后并发症的发生。此外,由于术后恢复较快,患者可以在较短时间内恢复关节功能和正常生活。

需要注意的是,盘状半月板成形术并非适用于所有盘状半月板损伤患者,患者应根据自己的具体情况和医生的建议来选择最合适的手术方法。

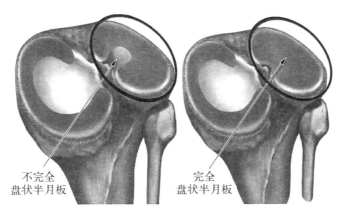

不完全盘状半月板　　　完全盘状半月板

不完全盘状半月板和完全盘状半月板

80 什么是半月板切除术?

半月板切除术是一种择期手术,用于切除半月板撕裂部分。通过关节镜微创完成,每个切口约 1 cm 长,插入关节镜和小型器械,以切除部分或全部半月板。半月板切除术的类型包括半月板部分切除术,即去除一小块撕裂的半月板,以及全半月板切除术,

即去除整个半月板。关于半月板切除术及注意事项,总结如下:

(1)切除目的:主要是切除严重损伤、无法修复的半月板,以保护关节软骨稳定。

(2)手术方法:通过 MRI 定位半月板损伤,进一步明确损伤部位并进行切除。

(3)适用范围:适用于半月板严重损伤且无法缝合或修整,以及完全失去血液供应、无法自愈者。

(4)切除半月板的利与弊:切除半月板可以避免半月板损伤进一步侵害股骨和胫骨平台软骨,但会加速关节退行性变,发生关节炎和侧翻畸形。

(5)术后注意事项:妥善处理伤口,注意休息,进行术后康复训练,按时复诊,注意饮食。

81 哪些材料可以用来重建前交叉韧带?

交叉韧带重建是目前治疗交叉韧带断裂的有效方法。决定重建手术是否成功的因素包括:足够强度和刚度的移植物、牢固且有效的固定方法、准确的关节内外定位。理想的移植物通常具有以下特点:

(1)足够的强度和刚度:重建后的韧带经过塑形改建,其生物力学强度要失去原强度的 50%,因此要以弱代强。

(2)良好的生物相容性:不存在免疫排斥,不对受体带来其他损害。

（3）固定优势：允许可靠固定，并且与骨道快速愈合。

（4）并发症少：导致局部及全身并发症少。

（5）经济优势：重建材料较经济、实惠，普通老百姓用得起。

从医生的角度，肯定是想找到一款完全满足所有特点的材料，但由于医疗技术的限制，目前尚没有一种移植物能够满足上述所有条件。目前市场上关于交叉韧带重建移植物的选择，用于前交叉韧带重建的材料主要有三种：

（1）自体材料：骨-髌腱-骨复合体、股四头肌腱、腘绳肌腱、髂胫束等。

（2）异体材料：骨-腱-骨复合体、骨肌腱等。

（3）人工韧带：Dacron 韧带、LARS 韧带等。

82 软骨损伤手术治疗为什么要做微骨折手术？

膝关节软骨由于没有血管、神经及淋巴组织，一旦损伤难以修复，因此成为骨科领域一个难题。目前外科治疗方法主要有关节镜下冲洗、软骨清理成形、钻孔微骨折手术、自体或异体骨软骨移植及软骨细胞移植。这些方法对于缓解损伤所带来的疼痛、延缓关节退行性变和恢复一定关节功能都具有重要作用。其中关节镜下微骨折手术由于操作方法简单，临床疗效满意，应用最为广泛。

　　微骨折手术是治疗膝关节全层软骨损伤的一种安全、有效的方法,不管是急性还是慢性软骨损伤,均可明显改善患者的关节功能和减轻疼痛症状,提高生活质量。微骨折手术的恢复情况与患者自身的修复能力直接相关,年轻患者通常恢复较好,而年龄越大则恢复得越慢。微骨折手术修复膝关节软骨缺损在低年龄(45岁以下)、低体重(体重指数低于30)患者中疗效显著,而对高龄、肥胖患者疗效不佳。手术后,患者要用支架辅助行走6～8周,4～6个月不能进行任何运动,真正痊愈则需要6～12个月,有的甚至时间更长。

83 为什么可以用截骨手术来治疗膝关节骨性关节炎?

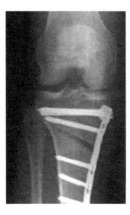

膝关节截骨矫形X线片

　　人类膝关节的解剖特点决定了平时膝关节的内侧受力大于外侧受力,因此膝关节骨性关节炎好发于内侧。当膝关节出现内翻的时候,膝关节内侧的压力会进一步增加,磨损明显增大,从而形成恶性循环。通过手术纠正膝关节的内翻或外翻畸形,平衡膝关节内外侧的受力,使内侧减少受力,就可以阻止内侧软骨磨损的进展,同时很大程度上缓解疼痛,甚至使已磨损的软骨和受伤的半月板有条件得以自我修复。

84 截骨手术治疗膝关节骨性关节炎适合哪些人群？

膝关节骨性关节炎的截骨手术治疗，目前临床上以开放胫骨高位截骨术为主，简单来说就是把临近膝关节的胫骨内侧切开，中间以扩张器扩开一定角度，外加以坚强的内固定，使得腿变直，力线穿过膝关节外侧间室，减缓膝关节内侧磨损。主要分为闭合楔形截骨术与开放楔形截骨术，两者之间有如下区别：

（1）闭合楔形截骨术：闭合楔形截骨术是 20 世纪 50 年代提出的。优点：① 截骨部位骨表面完全接触，术后愈合快；② 手术中不需要植骨，可减轻患者的痛苦和经济负担，避免术后髌骨下移的形成；③ 由于手术部位靠近内翻畸形，能明显矫正畸形，内翻畸形复发率低。

注意事项：① 为闭合截骨端，需行腓骨截骨，容易损伤腓总神经；② 矫正的角度不易控制，有时需要多次截骨；③ 截骨导致骨丢失较多，易导致肢体缩短；④ 难度大，对医生技术要求高。

（2）开放楔形截骨术：随着内固定技术的不断发展，植骨材料的选择越来越广泛，开放楔形截骨术越来越流行。优点：① 能较好地矫正两个骨面的受力线，更好地矫正畸形；② 不需要截断腓骨,可降低腓总神经损伤的风险;③ 手术不会造成下肢缩短;④ 手术切口小,不需要肌肉分离;⑤ 如果操作失败或以后需要修改,则更容易切换到膝关节置换术。

注意事项:① 手术可能需要植骨,可能导致骨折延迟愈合或不愈合;② 可能导致低位髌骨,关节腔压力增高;③ 术后关节稳定性不易控制,畸形复发率高。

膝关节截骨手术主要适合的人群为:① 男性患者年龄在 65 岁以下,女性患者年龄在 60 岁以下;② 体重指数 <30 kg/m^2;③ 膝关节活动度正常,膝关节稳定性好;④ 病变局限于内侧间室,外侧间室正常;⑤ 保守治疗半年以上,无手术禁忌证的患者;⑥ 屈曲畸形小于 10°,胫骨内翻畸形大于 5°,胫骨近端内侧角小于 85°。

85 截骨手术的禁忌证有哪些?

截骨手术是比较专业的手术,禁忌证主要有以下几类人群:

(1)男性年龄≥65 岁,女性年龄≥60 岁,总体状况较差,不能耐受手术。

(2)高血压、糖尿病、冠心病等基础疾病患者。

(3)膝关节多间室疾病患者。

(4)体重指数≥30 kg/m^2。

(5)重症、膝关节韧带断裂、风湿或类风湿性关节炎、化脓性关节炎患者。

（6）胫骨、股骨关节面暴露及长期吸烟者。

86 膝关节截骨手术后腿会变短、变弯吗？

膝关节截骨手术是一种治疗膝关节病变的手术方法，主要针对严重的膝关节骨性关节炎、类风湿性关节炎等病症。在手术过程中，医生会根据患者的具体情况，通过截骨的方式改变膝关节的力线和负重分配，以缓解疼痛、改善关节功能。

关于手术后腿是否会变短、变弯的问题，一般来说，膝关节截骨手术并不会直接导致腿变短或变弯。然而，由于患者个体差异和医生手术技巧的不同，手术后可能会出现一些并发症或后遗症。其中，最常见的并发症是术后感染和深静脉血栓形成。此外，手术也可能对周围神经和血管造成一定的影响，导致下肢感觉和运动功能的异常。上述并发症均不会导致腿变短或变弯。这些并发症和后遗症也需要及时发现和治疗，以避免对患者的健康造成永久性的影响。

在手术后，患者需要进行康复训练和接受定期随访，以确保手术效果的最大化和减少并发症的发生。康复训练主要包括关节活动度训练、肌肉力量训练、平衡训练等，可以帮助患者逐渐恢复关节功能和正常生活。

87 膝关节截骨手术要用钢板吗？

膝关节截骨手术后需要用特殊钢板进行固定，以保证早期截骨部位的稳定性，使患者能够早期下床活动，有利于功能锻炼的开展，促进肢体功能的恢复。当然，随着钢板材料和设计的不断改进，在强度有保证的同时，钢板厚度和宽度都有减少，这有利于微创手术植入，减少软组织的暴露。

88 钢板一定要取出来吗？

钢板是否要取出来，需要根据患者的具体情况和医生的建议来决定。一般来说，以下几种情况可能需要取出钢板：

（1）钢板部位出现疼痛、感染等不适症状：如果钢板部位出现疼痛、感染等不适症状，可能会影响患者的日常生活和工作，需要考虑取出钢板。

（2）钢板部位对关节活动造成明显影响：如果钢板部位对关节活动造成明显影响，如影响关节屈伸、旋转等动作，需要考虑取出钢板。

在决定是否取出钢板前，需要对患者进行详细的检查和评估，包括 X 线、CT 等影像学检查和医生的临床检查。医生会根据患者的具体情况和钢板的位置、类型、植入时间等因素，综合考虑是否需要取出。同时,患者需要注意,取出钢板并不是一项简单的手术,也可能会引发一定的风险和并发症。因此,在进行手术治疗时,需要选择正规的医院和专业的医生,以最大程度地保障手术安全和效果。

89 钢板放在体内会有什么不良反应吗?

钢板放在体内会有以下 3 种不良反应:

(1)局部疼痛:如果局部的皮肤和软组织比较薄,不取出钢板会导致局部的皮肤受到持续刺激,从而引起疼痛感。

(2)关节功能受限:关节部位使用的钢板,一定程度上会影响关节的正常生理功能,痊愈后如不取出钢板,可能会出现关节功能受限、肢体活动障碍等现象。

(3)排斥反应:钢板对身体来说属于一种异物,放置在体内后可能会引起排斥反应,导致局部出现疼痛、肿胀等不适症状。

90 膝关节截骨手术是否需要植骨?

截骨方式有闭合和开放两种,闭合截骨无须植骨。在开放楔形胫骨高位截骨术中,当内侧撑开高度过大,如超过 10 mm,或伴有外侧"合页"处骨折，或患者本身具有骨折不愈合的高危因素，如肥胖、吸烟等，这些情况下应在坚强内固定的同时进行植骨，以保证截骨处愈合，减少矫形角度的丢失，促进患者术后早期功能康复。

91 植骨材料有哪些？

植骨手术会使用多种材料，以下是常见的植骨材料：

（1）自体骨：从患者自身的骨头中取出一部分，再移植到另一个部位。

（2）合成骨：由人工合成的基质构成，可以与周围骨组织结合。

（3）同种异体骨和动物骨：捐献的人体骨或牛、羊等动物的骨头经过消毒后使用。

（4）生物陶瓷：由人工制造的陶瓷材料，具有较好的生物兼容性和稳定性。

（5）聚乳酸骨钉：由聚乳酸制成的螺旋形骨钉，在植入后会逐渐被吸收，不需要二次手术取出。

以上材料经过医生的鉴定和选择后，会根据患者的情况和手术需求进行合理的应用。

92 自体骨、同种异体骨和合成骨哪个更好?

自体骨的优点是没有排斥反应,缺点是需要再次手术取骨,取骨的地方会疼痛不适,需要根据患者自身情况酌情选择。同种异体骨的优点是直接使用,不需要手术再次取骨,使用方便,缺点是同种异体骨有一定的排斥反应,可能会影响局部愈合。合成骨由人工合成的基质构成,可以与周围骨组织结合,但成骨能力和愈合可靠性不如天然骨。

93 自体骨取自身体哪里?

自体骨移植的自体骨多采自髂骨、胫骨和腓骨,可以提供松质骨、皮质骨。目前,胫骨高位截骨术中植骨采用的自体骨来源主要是患者髂骨。

松质骨表面积大,可提供大量活细胞,孔隙状结构利于重建血管。松质骨常用于对移植骨强度无特殊要求时,可采用松质骨碎骨、全厚松质骨、髂骨外板和包括两侧骨皮质的髂嵴长条等。

皮质骨适合提供功能性支持,胫、腓骨均可供骨,一般在胫骨内侧面取骨。皮质骨在临床上用于治疗骨折畸形连接与不连接。

膝关节截骨手术后多久可以下地行走?

膝关节截骨手术后多久可以下地行走,主要取决于患者的具体情况和手术类型。一般来说,膝关节截骨手术后需要经过一段时间的康复,才能逐渐恢复行走能力。

在手术后早期,患者通常需要佩戴支具来固定膝关节,以保护手术部位并促进愈合。同时,患者需要在医生的指导下进行适量的康复训练,如肌肉力量训练、关节活动度训练等,以帮助恢复关节功能。

一般来说,膝关节截骨手术后需要3个月才能逐渐恢复行走能力。患者需要进行复查,以评估手术部位的愈合情况和恢复程度。如果手术部位愈合良好,患者可以逐渐增加行走距离和时间,但需要注意避免剧烈运动和过度负重。

总之,膝关节截骨手术后多久可以下地行走,需要根据患者的具体情况和手术类型来决定。患者需要在医生的指导下进行康复训练,以逐渐恢复关节功能和正常生活。同时,患者需要注意避免剧烈运动和过度负重,以减少术后并发症的发生。

 截骨手术后软骨还会退变吗?

截骨手术后,软骨的退变情况因个体差异而异。一般来说,截骨手术后软骨的退变概率相对较低,因为手术可以改善关节的力学分布,减轻关节的压力,从而减少软骨的磨损。

然而,截骨手术后软骨的退变情况也受到多种因素的影响,如患者的年龄、性别、遗传因素、手术方式、术后康复情况等。如果患者的软骨存在基础病变,如骨性关节炎、类风湿性关节炎等,那么手术后软骨的退变概率可能会增大。此外,如果手术方式不当或术后康复不充分,也可能导致软骨的退变。

对于预防截骨手术后软骨的退变,患者需要注意以下几点:

(1)在手术前需要进行全面的检查和评估,了解自己的软骨状况和手术风险。

(2)在手术后需要进行积极的康复训练,以促进关节功能的恢复和减轻软骨的磨损。

(3)在康复过程中需要注意避免剧烈运动和过度负重,以减轻对关节的负担和软骨的磨损。

(4)如果出现关节疼痛、肿胀等不适症状,需要及时就医并进行相应的治疗。

总之,截骨手术后软骨的退变概率相对较低,但患者仍需注意进行预防,以最大程度地保护关节和软骨的健康。

96 什么是骨软骨移植?

骨软骨移植是一种手术技术,它通过将自体或异体的骨软骨组织移植到受损的软骨或骨缺损部位,促进软骨和骨的再生和修复。

骨软骨移植可以用于治疗各种软骨和骨损伤或疾病,如膝关节软骨损伤、骨坏死、膝关节骨性关节炎等。在手术中,医生会从患者自身或供体的骨软骨组织中提取骨软骨条块或颗粒,并将其移植到受损的软骨或骨缺损部位。

自体骨软骨移植是最常用的移植技术之一,它通过将自身非负重区的骨软骨移植到骨软骨缺损部位,促进缺损部位的软骨和骨再生和修复。这种技术的优势在于缺损部位可以获得生物学性质与原来一样的透明软骨,移植物可以获得一期骨愈合,术后恢复较快。

异体骨软骨移植也是常用的移植技术之一,它通过将同种异体或异种骨软骨组织移植到缺损部位,促进软骨和骨的再生和修复。这种技术的优点在于可以避免自体移植中的供区损伤和疼痛等问题,但移植材料需要经过特殊的处理以减少免疫原性和潜在的传染风险。

97 骨软骨移植材料取自哪里?

自体关节软骨是最常用的骨软骨移植材料之一。这种软骨通常来自膝关节、髋关节或肩关节等大关节的表面,通过手术从患者自身取下并用于移植。自体关节软骨具有低免疫原性和高愈合潜力,因此被广泛用于骨软骨移植手术。

同种异体骨也是骨软骨移植的常用材料之一。这种骨来自与患者年龄、性别和遗传背景相似的其他人,经过处理以减少免疫原性。同种异体骨通常用于较大的骨缺损或需要结构性支撑的情况。

动物骨也是一种可选的骨软骨移植材料。这种骨来自牛、羊等动物,经过特殊处理以减少免疫原性和潜在的传染风险。异动物骨通常用于修复小型缺损或辅助自体软骨移植。

需要注意的是,骨软骨移植材料的选择和应用取决于多种因素,包括手术类型、患者年龄和健康状况、医生的经验和偏好等。因此,在手术前,患者应与医生进行详细的沟通和讨论,了解可选的移植材料类型及各自的风险和益处。

98 哪些患者适合骨软骨移植手术?

骨软骨移植手术适用于治疗各种原因导致的软骨和骨损伤,如创伤、骨性关节炎、股骨头坏死等。以下是适合骨软骨移植手术的患者:

(1) 年龄在18~55岁之间,处于生长发育期的青少年。

(2) 膝关节、髋关节、肩关节等大关节的软骨损伤或骨性关节炎患者。

(3) 已经接受过保守治疗但效果不佳,需要手术治疗的患者。

（4）软骨损伤或骨性关节炎病情较轻，但保守治疗效果不佳的患者。

（5）需要进行关节修复或重建手术的患者。

99 老年患者的膝关节骨性关节炎为何不适合骨软骨移植？

骨软骨移植是一种治疗软骨损伤或疾病的手术技术，通过将自体或异体的骨软骨组织移植到受损的软骨区域，促进软骨的再生和修复。然而，对于老年患者，特别是已经患有膝关节骨性关节炎的患者，骨软骨移植并不是一个理想的选择，具体如下：

（1）老年患者的身体状况相对较差，可能存在多种基础疾病，如高血压、糖尿病、心脏病等。这些疾病可能会增加手术的风险和复杂性，同时也可能影响患者的术后恢复。

（2）膝关节骨性关节炎是一种关节退行性疾病，其病变不仅局限于软骨，还涉及整个关节的结构和功能。骨软骨移植只能治疗软骨损伤的部分，而不能解决其他关节病变问题。因此，对于已经患有膝关节骨性关节炎的患者，骨软骨移植可能无法全面改善关节功能和减轻疼痛。

（3）骨软骨移植还存在一定的免疫排斥风险和感染风险。老年患者的免疫系统相对较弱，可能更容易发生排斥反应和感染。因此，对于老年患者来说，骨软骨移植的风险可能会更高。

综上所述,对于老年患者,特别是已经患有膝关节骨性关节炎的患者,骨软骨移植并不是一个理想的选择。在制订治疗方案时,医生会根据患者的具体情况和需求进行综合考虑,选择最适合的治疗方法。同时,患者也需要积极配合医生的治疗,进行适当的康复训练,遵循各项注意事项,以最大程度地恢复关节功能和减轻疼痛。

100 什么是膝关节单髁置换术?

膝关节单髁置换术是一种相对于全膝关节置换术的微创手术,只置换病损部分,对膝关节内侧或外侧间室进行表面置换,用以替代膝关节损坏的软骨表面。该手术不需要去除前、后交叉韧带,最大限度地保留了患者的本体感觉和关节功能。

在膝关节单髁置换术中,医生会使用特殊的手术工具和材料,将患者膝关节病损部分替换为人工关节表面。这个过程只涉及一个关节间室的置换,而不是整个膝关节。因此,相对于全膝关节置换术,单髁置换术对患者的创伤更小,恢复期更短,并且能够更好地保留患者的本体感觉和关节功能。

膝关节单髁置换术适用于部分膝关节骨性关节炎患者,尤其是那些只涉及一个关节间室损坏的患者。如果患者的整个膝关节都受到损坏,或者患者需要更广泛的关节置换,那么全膝关节置换术可能更适合。

在手术后,患者需要进行康复训练以帮助恢复关节功能。康复计划通常包括适当的运动、物理治疗和药物管理。医生会密切关注患者的康复进展,并及时调整治疗计划,以确保患者能够尽快恢复到最佳状态。

总之,膝关节单髁置换术是一种微创手术,适用于部分膝关节骨性关节炎患者。该手术能够最大程度地保留患者的本体感觉和关节功能,相对于全膝关节置换术具有更小的创伤和更短的恢复期。

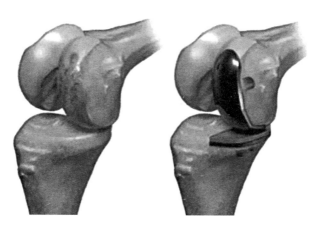

膝关节单髁置换术

 101 **膝关节单髁置换术也属于膝关节置换术吗?**

人工膝关节置换的类型包括全膝关节置换术和单髁置换术。与全膝关节置换术相比,单髁置换术属于微创膝关节置换术,具有伤口较小、术后疼痛较轻、能够更快地恢复股四头肌力量、减少对辅助器械的依赖等特点。因此，近年来已经成为新兴的手术方式。关于单髁置换术与全膝关节置换术的区别，有以下几点：

（1）适应证不同：单髁置换术适用于单间室的严重炎症，不需要全膝关节置换，而全膝关节置换术适用于多间室的严重炎症。如单间室的骨性关节炎、创伤性关节炎等可选择单髁置换术，而交叉韧带断裂、类风湿性关节炎导致关节功能障碍等则选择全膝关节置换术。

（2）切口大小不同：单髁置换术的切口相对小，对膝关节造成的损伤较小，而全膝关节置换术范围较大，切口相对较长，损伤较大。

（3）关节假体不同：单髁置换术仅针对部分间隙使用较小的假体，患者关节活动范围较大，而全膝关节置换术是整个膝关节的置换，使用较大假体，关节活动自如度较小。

102 膝关节单髁置换术的优势是什么？

膝关节单髁置换术的创伤小，恢复快，并发症比较少，恢复期痛苦小。与全膝关节置换术相比，更加微创，切口短小（6 ～ 8 cm），单纯置换病变关节面，并且单髁置换术保留了膝关节前、后交叉韧带及大部分软骨面，保留了膝关节的本体感觉和运动轨迹，实现了精准治疗。膝关节单髁置换术作为膝关节退变阶梯治疗的一种手术方法,避免了以往"换膝"或者等待"换膝"的尴尬,真正实现了阶梯治疗。哪里有问题,就更换哪里的关节面,真正实现了治疗的精准和个体化。

103 膝关节单髁置换术的不足之处有哪些?

膝关节单髁置换术的不足之处有以下 4 种情况:

(1)有很严格的适应证,不是所有的患者都适合单髁置换术。如内翻畸形不能超过 10°,髌股关节良好,外侧关节间隙良好且没有严重的骨质疏松。

(2)操作者需经过专门的技术训练。

(3)手术后还有面临全膝关节置换术的可能。

(4)可能出现髌股关节不稳、髌骨骨折、髌骨假体断裂或松动、髌骨撞击综合征和伸膝装置断裂等并发症。

(5)可能加重或继发膝关节另外一个间隙的骨性关节炎。

(6)单髁假体的翻修率比全膝关节假体要高。

104 哪些患者适合膝关节单髁置换术?

膝关节单髁置换术是一种比较专业且相对完善的外科手术,以下是几种适合做单髁置换术的情况:

（1）单髁置换术适用于单间室的骨性关节炎或骨坏死。

（2）影像学检查提示对侧间室可以保留且髌股关节未受累或只是轻度退变。

（3）术前至少有 90°的活动度，屈曲挛缩小于 5°，内翻畸形小于 10°，外翻畸形小于 15°。

（4）患者休息时疼痛轻微。

（5）年龄较大，身体一般状况不良，不愿意行全膝关节置换术时。

（6）术前拍摄膝关节应力位 X 线片，显示内侧关节间隙能打开。

105 膝关节单髁置换术中半月板怎么处理？

膝关节单髁置换术需要切除置换区的半月板，以便进行假体植入，恢复膝关节力线和活动功能。单髁置换术是相对于全膝关节置换术而言的一种微创关节置换术，植入股骨髁、胫骨假体及垫片，其中垫片取代切除后的半月板。因此，手术中需要对病变的软骨以及软骨下骨进行切除，从而进行假体植入。

106 膝关节置换术需要切断所有的膝关节骨头吗？

膝关节置换术不会切断所有的膝关节骨头。手术前的担忧和疑虑是自然的,但不要被一些不科学的说法误导。手术的目的是治疗膝关节损伤,需要在受伤的膝关节表面去除一层关节面,大多数骨头仍然保留着。损伤的关节面切除后,股骨假体和胫骨平台分别放置在股骨和胫骨的表面,假体和平台之间的相互作用力可以巧妙避免膝关节的磨损和疼痛。因此,膝关节置换并不意味着切断所有的膝关节骨头。

107 膝关节单髁置换术后多久可以下地行走?

膝关节单髁置换术也叫作部分膝关节置换术,理论上术后当天就可以正常走路。单髁置换术是针对膝关节单一间室的一种修复手术,这种手术创伤小,相对来说恢复得比较快,并且术后效果一般较好。

108 内侧单髁置换术后外侧髁再出问题怎么办?

膝关节单髁置换术后,如果原有的膝关节骨性关节炎继续进展,有可能在外侧髁或外侧间室出现加重的疼痛和关节退变。如果保守治疗效果不佳,手术选择有两种:一种是在外侧间室同样进行外侧单髁置换手术,形成内、外两个单髁假体;另一种是将内侧单髁假体去除,直接翻修成全膝关节假体。

109 膝关节单髁假体的垫片有哪两种类型？

膝关节单髁假体的垫片可以分为固定垫片和活动垫片两种类型。固定垫片在安装后，它和下方的金属底座是固定、不可活动的，也就是说，垫片、底座和胫骨形成一个固定结构，行走时这三者之间没有活动。而活动垫片和下方的金属底座之间是不固定的，可以滑动。行走时，活动垫片可以随着膝关节屈伸而在胫骨的金属底座上前后滑动、小范围旋转。

110 活动垫片的优势有哪些？

活动垫片的优势主要在于以下 3 种情况：

（1）活动垫片下方与小腿金属底座之间能自由旋转，更加符合人体自然的运动模式。

（2）垫片的凹面设计，使其与股骨假体之间的贴合更加紧密，假体间接触面积增大，降低了界面之间的摩擦力和磨损速度。

（3）磨损率低，磨损产生的碎片就少，从而可以减少关节置换的翻修可能。

111 活动垫片的不足之处有哪些?

活动垫片相较于固定垫片虽有不少优势,但也有明显不足之处,即增加了手术后脱位的风险。这种脱位包括活动垫片和小腿金属底座假体之间的脱位,也有股骨和胫骨假体之间的脱位。脱位的原因很多,常见的有患者自身韧带的松弛、韧带的损伤、垫片厚度不够和膝关节外伤。脱位一旦发生,大多需要手术复位,术中更换加厚的垫片、修补韧带或翻修成全膝关节假体。

112 膝关节单髁置换术的禁忌证是什么?

膝关节单髁置换术在治疗膝关节骨性关节炎方面具有比较好的效果,能够有效地减轻关节的疼痛,改善关节的功能,但是这种手术也是有一些禁忌证的,具体如下:

(1)患者有严重的基础疾病,比如严重的高血压、心脏病或者糖尿病,通过正规的方法进行治疗不能有效地控制血压、血糖,不能有效地改善心脏的功能,这种情况下一般不能进行膝关节单髁置换术。

(2)患者有凝血功能障碍,比如患有血友病或者长时间规律服用阿司匹林或类似药物,也不能进行这种手术治疗,否则可能会导致术中大出血,甚至引起失血性休克。

（3）患者手术部位存在一些化脓性感染性疾病，也不能进行膝关节单髁置换术，因为手术中无法保证一次性彻底清除细菌，植入的假体对于人体是一种异物，它的存在不利于细菌感染的控制，反而恶化。

第五篇
围术期管理

113 术前有高血压、糖尿病的患者能做手术吗?

原则上对轻、中度高血压患者可以进行手术。对于长期高血压、血压不稳定的患者,在手术前最好能把血压调整得尽可能平稳,再进行手术,这样更安全。年龄<60岁的患者,血压应控制在<140/90 mmHg;年龄≥60岁的患者,如不伴有糖尿病、心血管疾病,高压应<150 mmHg;高龄患者(>80岁),高压应维持在140~150 mmHg,如伴有糖尿病及心血管疾病,血压控制目标为<140/90 mmHg。

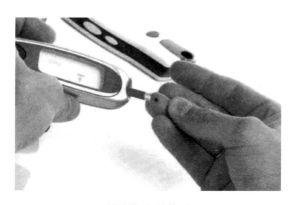

围术期血糖监测

通常情况下,高血糖不妨碍做手术,但要满足围术期间血糖控制的标准。患者如果需要做手术,建议尽量将空腹血糖水平控制在<7.0 mmol/L。

114 术后需要拆线吗?

手术后是否需要拆线取决于手术缝合时所用的线:

(1)可吸收线不需要拆线:现在的手术多选用可吸收线,因为不需要拆线。如果皮肤表面留有硬结,可以剪掉以减少对皮肤的刺激。

(2)不可吸收线需要遵医嘱拆线:如果使用的不是可吸收线,需要遵医嘱,按时去医院换药拆线。

(3)拆线时间因缝合部位而异:面部、会阴部等血管多的部位一般5~7天拆线,血管少的部位或用力大的部位一般7~10天拆线。具体遵医嘱而定。

115 术后为什么需要抗凝药物进行预防?

在手术后,患者可能需要使用抗凝药物来预防血栓形成。这是因为手术过程中可能会造成血管内皮的损伤,从而激活凝血系统,导致血液凝结。此外,手术后患者可能因卧床休息、活动量减少等原因而导致血液淤积,进一步增加血栓形成的风险。

抗凝药物的作用是抑制血液凝结,预防血栓形成。这些药物可以干扰凝血酶原的合成,抑制血小板聚集,从而降低血栓形成的风险。在手术后使用抗凝药物可以帮助患者预防下肢深静脉血栓、肺栓塞等严重并发症的发生。

需要注意的是,抗凝药物并不等同于溶栓药物。溶栓药物可以促进血栓的溶解,但需要在血栓形成的早期使用才有效。而抗凝药物主要是通过抑制凝血过程来预防血栓的形成,通常在手术前或手术后使用。

在使用抗凝药物时,患者需要遵循医生的建议和指导,定期检查凝血功能,并根据需要调整药物剂量。同时,患者还需要注意饮食和生活习惯的调整,避免过度劳累、长时间卧床等增加血栓形成风险的因素。

总之,在手术后使用抗凝药物是为了预防血栓形成,保障患者的生命安全。患者需要在医生的指导下使用抗凝药物,并注意调整饮食和生活习惯,以降低血栓形成的风险。

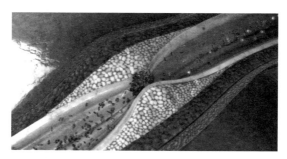

血栓的形成

116 术后为何需要康复锻炼？

手术不是结束，康复才是开始，回归生活才是所需。术后康复锻炼是非常重要的，它可以帮助患者恢复肌肉力量，提高关节活动度，并减少并发症的发生，具体如下：

（1）促进伤口愈合和组织修复：在手术后，患者的身体需要一段时间来恢复，而康复锻炼可以加速血液循环，促进营养物质和氧气的供应，从而促进伤口愈合和组织修复。

（2）预防关节僵硬和肌肉萎缩：手术后，患者需要长时间卧床休息，这可能会导致关节僵硬和肌肉萎缩。而康复锻炼可以增加关节活动度和肌肉力量，预防这些问题的发生。

（3）减轻疼痛和肿胀：手术后，患者可能会出现疼痛和肿胀的症状，这可能会影响其生活质量。而康复锻炼可以促进血液循环和淋巴回流，从而减轻疼痛和肿胀。

（4）提高患者的自信心和生活质量：通过康复锻炼，患者可以逐渐恢复正常的活动能力，从而增强自信心和提高生活质量。

因此，术后康复锻炼是非常重要的，患者需要在医生的指导下积极参与康复锻炼，并遵循医生的建议和指导。同时，患者还需要注意饮食和生活习惯的调整，以促进身体的恢复。

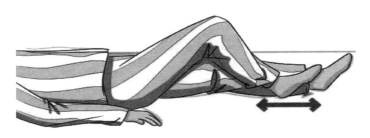

康复训练——屈髋屈膝

117 什么是止血带？

止血带采用医用高分子材料天然橡胶或特种橡胶精制而成，长条、扁平型，伸缩性强。适用于在常规治疗及救治中输液、抽血、输血时，进行止血时一次性使用，或肢体出血时的应急出血。膝关节手术中可使用止血带，减少或避免手术创面渗血，便于手

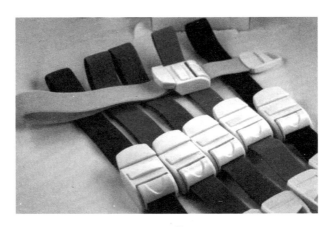

止血带

术操作的顺利进行。但止血带的应用有一定的时间限制,下肢一般不应连续使用超过 90 分钟。

118 术后腿上大片瘀斑是怎么回事?

瘀斑是指直径大于 5 mm 的、压之不褪色的红色或暗红色血斑,是由血液淤积于皮肤或黏膜下所致,通常发生在四肢,尤其是小腿部位。引起瘀斑的原因,主要有皮肤和血管脆性增加、皮肤及皮下组织较薄、血管通透性增加、感染等。瘀斑会被吸收,通常 2～3 周会慢慢消退,不用过度担心。可以通过术侧腿被动抬高,积极地进行踝泵运动之类的下肢基础肌力训练,同时调整抗凝药物的使用,以加快瘀斑的恢复。

119 出院后多久需要复查 X 线片?

根据手术类型的不同,主刀医生会有不同的要求,行膝关节置换术的患者,一般术后 2 周、6 周、3 个月、6 个月、1 年,以及 1 年之后每年来进行一次复查,复查时主刀医生会按需要复查 X 线片。

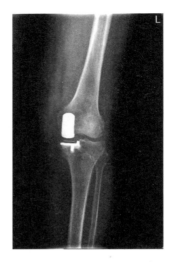

单髁置换术后复查 X 线片

120 患者在出院后出现什么情况需要立即复诊?

如果在出院后出现以下情况,患者可能需要立即复诊:

(1)严重或持续的疼痛:如果患者在出院后出现严重的或持续的疼痛,可能是由于手术部位的问题,或者是其他可能的并发症所引起的。在这种情况下,患者应立即联系医生进行咨询和检查。

(2)发热:如果患者在出院后出现发热,可能是由于感染或其他并发症所引起的。在这种情况下,患者应立即联系医生进行评估和治疗。

(3)手术部位红肿、渗液或流脓:如果手术部位出现红肿、渗液或流脓,可能是由于感染或其他问题所引起的。在这种情况下,患者应立即联系医生进行检查和治疗。

（4）呼吸困难或气促：如果患者在出院后出现呼吸困难或气促,可能是由于肺部感染或其他并发症所引起的。在这种情况下,患者应立即联系医生进行评估和治疗。

（5）恶心、呕吐或腹泻：如果患者在出院后出现恶心、呕吐或腹泻等胃肠道症状,可能是由于药物反应或其他问题所引起的。在这种情况下,患者应立即联系医生进行评估和治疗。

（6）感觉异常或麻木：如果患者在出院后出现感觉异常或麻木等症状,可能是由于神经受损或其他问题所引起的。在这种情况下,患者应立即联系医生进行检查和治疗。

总之,如果患者在出院后出现任何异常或不适症状,应立即联系医生进行评估和治疗。及时复诊可以帮助医生及时发现并处理任何可能的问题,从而使患者更好地恢复健康。